全国中医药行业高等教育“十四五”规划教材
全国高等中医药院校规划教材（第十一版）
配套用书

中药炮制学习题集

（新世纪第二版）

（供中药学、中药制药、中医学、药学等专业用）

主　编　钟凌云

中国中医药出版社
·北　京·

图书在版编目（CIP）数据

中药炮制学习题集 / 钟凌云主编 .—2 版 .—北京：中国中医药出版社，2022.12

全国中医药行业高等教育“十四五”规划教材配套用

ISBN 978-7-5132-4419-0

Ⅰ.①中…　Ⅱ.①钟…　Ⅲ.①中药炮制学－中医学院－习题集　Ⅳ.① R283-44

中国版本图书馆 CIP 数据核字（2022）第 209739 号

中国中医药出版社出版

北京经济技术开发区科创十三街 31 号院二区 8 号楼

邮政编码　100176

传真　010-64405721

山东华立印务有限公司印刷

各地新华书店经销

开本 787×1092　1/16　印张 11.5　字数 256 千字

2022 年 12 月第 2 版　2022 年 12 月第 1 次印刷

书号　ISBN 978-7-5132-4419-0

定价　44.00 元

网址　www.cptcm.com

服务热线　010-64405510　　微信服务号　zgzyycbs

购书热线　010-89535836　　微商城网址　https://kdt.im/LIdUGr

维权打假　010-64405753　　天猫旗舰店网址　https://zgzyycbs.tmall.com

如有印装质量问题请与本社出版部联系（010-64405510）

全国中医药行业高等教育“十四五”规划教材
全国高等中医药院校规划教材（第十一版）配套用书

《中药炮制学习题集》编委会

主　　审　龚千锋（江西中医药大学）

主　　编　钟凌云（江西中医药大学）

副 主 编　陆兔林（南京中医药大学）　张学兰（山东中医药大学）
刘艳菊（湖北中医药大学）　窦志英（天津中医药大学）
张朔生（山西中医药大学）　高　慧（辽宁中医药大学）
李向日（北京中医药大学）

编　　委　（以姓氏笔画为序）
王长福（广东药科大学）　由会玲（河北中医学院）
刘绍欢（贵州医科大学）　刘雯霞（石河子大学）
关　怀（首都医科大学）　阮建林（云南中医药大学）
李　凯（河南中医药大学）　李　楠（成都中医药大学）
汪小莉（安徽中医药大学）　宋艺君（陕西中医药大学）
张　丹（西南医科大学）　张义生（武汉市中医医院）
陈　红（福建中医药大学）　林　昶（贵州中医药大学）
易延逵（南方医科大学）　周逸群（湖南中医药大学）
赵翡翠（新疆医科大学）　修彦凤（上海中医药大学）
姜　海（黑龙江中医药大学）　祝　婧（江西中医药大学）
姚　娟（甘肃中医药大学）　夏　荃（广州中医药大学）
高红梅（长春中医药大学）　盛　琳（海南医学院）
梁泽华（浙江中医药大学）　曾春晖（广西中医药大学）

学术秘书　于　欢（江西中医药大学）

编写说明

本习题集是依据全国中医药行业高等教育“十四五”规划教材《中药炮制学》编写而成的。这些精选的习题，一方面可以引导学生精读课本，使学生学会自学，充分掌握每个章节的重点、难点和要点；另一方面，还可引起学生的学习兴趣，检验学习效果，起到事半功倍的作用。

每个章节的习题，分为填空题、选择题、改错题、名词解释题、简答题和问答题题型，全书有1800余题。其中填空题针对学生容易忽略的细节问题，通过练习方式加以强化；选择题有A、B、X型题的区别，题量较大，题型也灵活多变；改错题主要对学生平时易混淆的概念，在是非的判断中加以澄清；名词解释题主要帮助学生掌握常用名词术语；而简答题和问答题主要为学生需掌握的重点、难点问题。在每个章节的习题后，都附有参考答案，可供学生自行检查，在对比和总结的过程中，不断提高学习效率和学习效果。在习题集书末还附有三套模拟试题，前两套供本科生使用，第三套供研究生入学考试使用。

此外，本习题集由《中药炮制学》教材编委会成员编写。每位编写者负责编写相应章节的习题，既能很好地体现教材的编写精髓，又能主次有序，突出重点和难点，便于学生掌握。本书可供高等中医药院校本科生、研究生、青年教师及广大自学者使用。

本习题集在编写过程中得到了中国中医药出版社和院校老师的大力支持和帮助，特此致谢。由于水平有限，书中错漏在所难免，恳请各院校同行在使用过程中提出宝贵意见，以利于进一步修改和提高。

《中药炮制学习题集》编委会

2022年7月

目 录

第一章 绪 论

习 题

一、填空题

1. 中药炮制是随着______而产生的，其历史可追溯到______。
2. 中药材必须经过______才能入药。
3. 中药炮制的基本工序是______、______、______。
4. 陈嘉谟在《本草蒙筌》中提出“凡药______，贵在______，不及则______，太过则______……”
5. 中药炮制的起源经过______、______、______、______。
6. “凡有修合，依法炮制”始见于______。
7. 治半夏最早记载在______。
8. 中药炮制中的“炮”是指______，“制”是指______。
9. 饮片生产、使用、检验的基本法律是《____________》。

二、选择题

(一) A 型题

1. 我国古代第一部炮制专著是（　　）
   A.《本草纲目》　B.《神农本草经》
   C.《雷公炮炙论》　D.《炮炙大法》
   E.《修事指南》
2. 第一次系统概括了辅料炮制作用和原则的是（　　）
   A. 缪希雍　B. 陈嘉谟　C. 李时珍　D. 雷敩　E. 张仲岩
3. 中药炮制理论形成时期是（　　）
   A. 汉代　B. 唐代　C. 宋代　D. 明代　E. 清代
4. “作蘖、作曲、作豉、作大豆黄卷、芒硝提净等法”载于（　　）
   A.《太平惠民和剂局方》　B.《神农本草经》

C.《新修本草》 D.《本草纲目》
E.《得配本草》

5. 将“㕮咀”改为“细切”始于（ ）
A.《证类本草》 B.《肘后备急方》
C.《炮炙大法》 D.《本草经集注》
E.《神农本草经》

6. 李时珍在《本草纲目》中炮制的专目是（ ）
A. 修事 B. 修拣 C. 炮炙 D. 炮制 E. 修治

7. 张仲岩所著《修事指南》为清代炮制专书，收录药物有（ ）
A. 232 种 B. 300 种 C. 439 种 D. 1892 种 E. 526 种

8. 最早的炭药是（ ）
A. 地榆炭 B. 血余炭 C. 槐花炭 D. 蒲黄炭 E. 荆芥炭

9.《本草蒙筌》“制造资水火”中载有“除劣性降下”的制法为（ ）
A. 酒制 B. 麸制 C. 醋制 D. 童便制 E. 蜜制

10. 首先提出炭药止血理论的作者是（ ）
A. 葛可久 B. 李东垣 C. 李时珍 D. 张仲岩 E. 王好古

（二）B 型题

A. 修治 B. 炮制 C. 制造 D. 炮炙 E. 修事

11.《金匮玉函经》证治总论例中药物炮制称（ ）
12.《本草蒙筌》“制造资水火”中药物炮制称（ ）
13.《本草纲目》药物正文炮制项称（ ）
14.《雷公炮炙论》药物正文中炮制称（ ）
15.《修事指南》药物正文中炮制常称（ ）

A. 439 种 B. 300 种 C. 232 种 D. 185 种 E. 1892 种

16.《太平惠民和剂局方》收录药物（ ）
17.《雷公炮炙论》收录药物（ ）
18.《修事指南》收录药物（ ）
19.《本草纲目》收录药物（ ）
20.《炮炙大法》收录药物（ ）

（三）X 型题

21. 以下关于《中华人民共和国药品管理法》描述正确的是（ ）
A. 第二章《药品生产》中第四十四条对中药饮片进行明确规定
B. 要求中药饮片应当按照国家药品标准炮制
C.《中华人民共和国药典》是中药饮片国家标准

D. 国家标准没有规定的中药饮片品种应当按照省、自治区、直辖市人民政府药品监督管理部门制定的炮制规范炮制

E. 国家标准没有规定的中药饮片品种无需国务院药品监督管理部门备案

22. 以下关于中药饮片国家标准描述正确的是（　　）

A.《中国药典》自 1963 年版一部开始收载中药及中药炮制品

B.《中国药典》制定了“中药炮制通则”

C.《中国药典》对饮片质量要求与药材相同

D.《中国药典》规定了各种炮制方法的操作和质量要求

E.《中国药典》未单列中药饮片的质量标准

23. 以下关于中药饮片省级炮制规范描述正确的是（　　）

A. 包括中药饮片炮制规范和中药材质量标准

B. 传统工艺也应尽量与《中国药典》和《全国中药炮制规范》一致

C. 只有国家级与部（局）级标准中没有收载的品种或项目才能制定

D. 收载范围仅限于具有地方炮制特色和历史沿用的临床习用品种

E. 可收载安全、有效性数据尚处于科学研究阶段的科研产品

24. 我国古代中药炮制专著有（　　）

A.《雷公炮炙论》　B.《雷公炮制药性解》

C.《神农本草经》　D.《炮炙大法》

E.《修事指南》

25. 中药炮制学的基本任务是（　　）

A. 文献整理及经验总结　B. 探讨炮制原理

C. 改进炮制工艺　D. 制造全国统一炮制设备

E. 制订饮片质量标准

26.《本草纲目》记载的炮制方法有（　　）

A. 火制　B. 制霜　C. 加辅料制　D. 制曲　E. 水火共制

27. 雷公炮炙十七法不含的方法是（　　）

A. 镑　B. 润　C. 炙　D. 炮　E. 泡

三、改错题

1.“秫米汤”中的治半夏是经修治过的半夏（　　）

2. 清代是在 1645 年至 1915 年（　　）

3.《素问·缪刺论》中所说的“角发”“燔治”即是当今的血余炭（　　）

4. 用五倍子制备百药煎的方最早记载在《本草纲目》（　　）

5. 学习研究中药炮制，应牢记“继承是手段，发扬是目的”和“继承不泥古，创新不离宗”（　　）

6.《神农本草经》是我国第一部药学专著（　　）

7.“陈壁土制窃真气骤补中焦”始载于《本草经集注》（　　）

8.《炮炙大法》是我国古代第三部炮制专著（　　）
9. 古代炮制十七法就是雷公炮炙十七法（　　）
10.《本草纲目》中有330味药记有"修治"专目，有近20类炮制方法（　　）

四、名词解释题

1.中药炮制
2.中药炮制学
3.饮片
4.炮
5.制
6.炮制原理
7.炮制理论
8.炮制原理研究
9.炮制工艺的改革和创新研究
10.雷公炮炙十七法
11.中药炮制法规

五、简答题

1. 简述中药炮制发展的四个时期。
2. 明代陈嘉谟对中药炮制有何主要概括论述？
3. 简述中药炮制学的基本任务。

六、问答题

1.《雷公炮炙论》在炮制上有何贡献？
2.《本草纲目》在炮制上有何贡献？
3.《炮炙大法》在炮制上有何贡献？

参考答案

一、填空题

1. 中药　原始社会
2. 炮制
3. 净制　切制　炮炙
4. 制造　适中　功效难求　气味反失
5. 中药的发现和应用　火的发现和应用　酒的发明和应用　陶器的发明与应用
6.《太平惠民和剂局方》

7.《黄帝内经》中的《灵枢·邪客》篇
8. 各种与火有关的加工处理技术 各种更广泛的加工处理方法
9.《中华人民共和国药品管理法》

二、选择题

(一) A 型题

1.C 2.B 3.D 4.C 5.D 6.E 7.A 8.B 9.D 10.A

(二) B 型题

11.D 12.C 13.A 14.E 15.B 16.D 17.B 18.C 19.E 20.A

(三) X 型题

21. ABCD 22.ABD 23.ABCD 24.ADE 25.ABCE 26.ABCDE 27.BE

三、改错题

1. √
2.× 应改为：清代是在 1645 年至 1911 年。
3. √
4.× 应改为：用五倍子制备百药煎的方最早记载在《本草蒙筌》。
5. √
6. √
7.× 应改为："陈壁土制窃真气骤补中焦"始载于《本草蒙筌》。
8.× 应改为：《炮炙大法》是我国古代第二部炮制专著。
9. √
10. √

四、名词解释题

1. 是按照中医药理论，根据药材自身性质，以及调剂、制剂和临床应用的需要，所采取的一项制药技术。

2. 是研究中药炮制理论、工艺、规格、质量标准、历史沿革及其发展方向的学科。

3. 是可直接用于中医临床的处方药或制剂生产使用的原料药，是供中医临床调剂及中成药生产的配方原料。

4. 代表各种与火有关的加工处理技术。

5. 代表各种更广泛的加工处理技术。

6. 是指中药炮制方法和产生炮制作用的科学依据。

7. 是指药物炮制的理论依据。

8. 是运用现代科学的技术手段和方法，探讨在一定的炮制工艺条件下，中药在炮制过程中产生的物理和化学变化，以及因这些变化而产生的药理作用的改变和这些改变所产生的临床意义，从而对炮制方法做出的科学评价。

9. 是在阐明药物炮制原理的基础上，以中医药理论为指导，进一步研究如何改进传统的炮制工艺和方法，创新炮制技术。

10. 包括炮、爁、煿、炙、煨、炒、煅、炼、制、度、飞、伏、镑、摋、晒、曝、露十七种方法。

11. 是中药饮片生产、经营、使用、质量检验及监督管理的法律规定。

五、简答题

1. 答：中药炮制的发展大致可分为四个时期：春秋战国至宋代（722 ～ 1279 年），是中药炮制技术的起始和形成时期；金元、明时期（1280 ～ 1644 年），是炮制理论的形成时期；清代（1645 ～ 1911 年），是炮制品种和技术的扩大应用时期；现代（1911 年之后），是炮制振兴、发展时期。

2. 答：陈嘉谟在《本草蒙筌》的“制造资水火”中指出：“凡药制造，贵在适中，不及则功效难求，太过则气味反失……匪故巧弄，各有意存。酒制升提，姜制发散，入盐走肾脏，仍仗软坚，用醋注肝经且资住痛，童便制除劣性降下，米泔制去燥性和中，乳制滋润回枯助生阴血，蜜制甘缓难化增益元阳，陈壁土制窃真气骤补中焦，麦麸皮制抑酷性勿伤上膈，乌豆汤、甘草汤渍曝并解毒致令平和，羊酥油、猪脂油涂烧，咸渗骨容易脆断，有剜去瓤免胀，有抽去心除烦……”第一次系统概括了辅料炮制的原则。

3. 答：中药炮制学的基本任务是遵循中医药理论体系，在继承中药传统技术和理论的基础上，应用现代科学技术研究炮制原理及理论，改进炮制工艺，制订饮片质量标准，以提高中药饮片质量，保证临床用药的安全有效，从而不断创新与发展本学科。

六、问答题

1. 答：南北朝刘宋时代，雷敩总结了前人炮制方面的技术和经验，撰成《雷公炮炙论》三卷，是我国第一部炮制专著。

（1）书中记述了药物的各种炮制方法，如去甲土、去粗皮等净制操作；切、锉、切制操作；阴干、晒干等干燥方法；浸、煮、等水火制法；同时广泛地应用辅料炮制药物，如用苦酒浸、蜜涂炙、同糯米炒等法。

（2）该书对炮制的作用也做了较多的介绍。如大黄用蒸来缓和其泻下作用。莨菪、吴茱萸等含有生物碱，用醋制可以使生物碱成盐，而增大在水中的溶解度。对挥发性药物茵陈，指出“勿令犯火”，即防止高温处理。对某些含鞣质药物，如白芍等需用竹刀刮去皮，知母、没食子勿令犯铁器等。

2. 答：明代李时珍的《本草纲目》是我国古代最大型的药学著作，载药 1892 种。

（1）专列有“修治”专目。在“修治”专目中，综述了前代炮制经验，还有很多药物，如木香、高良姜、茺蔚子、枫香脂、樟脑等炮制方法则是李时珍个人的经验记载。

（2）在炮制方法上有所发展，对前代有问题的方法，也加以指正。

（3）全书记载炮制方法近 20 种，有水制、火制、水火共制、加辅料制、制霜、制曲等法。其中多数制法，至今仍为炮制生产所沿用，如半夏、天南星、胆南星等。

3. 答：缪希雍所撰《炮炙大法》是继《雷公炮炙论》之后第二部炮制专著。收载了 439 种药物的炮制方法。

（1）用简明的笔法叙述各药出处，采集时间，优劣鉴别，炮制辅料，操作程序及药物贮藏。

（2）将前人的炮制方法归纳为炮、爁、煿、炙、煨、炒、煅、炼、制、度、飞、伏、镑、㸇、㬠、曝、露十七种方法，即称雷公炮炙十七法。

第二章 中药炮制与临床疗效

习 题

一、填空题

1. 中医用药的一大特色是______。

2. 临方炮制由医疗机构______或通过《药品经营质量管理规范》认证的______在调剂处方时实施。

3. 外感风寒，紫苏秋冬季宜用______，取其发汗解表力强；夏季用______，取其发散力弱。

4. 麻黄，茎具有______作用，而根具有______。

二、选择题

（一）A 型题

1. “药有个性之专长，方有合群之妙用”的论述载于（　　）
   A.《汤液本草》　　B.《炮炙大法》
   C.《修事指南》　　D.《雷公炮炙论》
   E.《医学源流论》

2. 以下可以保障汤剂和中成药中饮片调剂投料用量的准确性的是（　　）
   A. 净制　B. 炮炙　C. 加热炮制　D. 辅料制　E. 药汁制

3. 张仲景在《伤寒论》白虎汤中的甘草是（　　）
   A. 炙甘草　B. 生甘草　C. 粉甘草　D. 甘草梢　E. 甘草皮

4. 为达到气味共存的目的，桂枝汤中药物炮制须（　　）
   A. 白芍和桂枝都切厚片
   B. 白芍和桂枝都切薄片
   C. 白芍切厚片，桂枝切薄片
   D. 白芍切薄片，桂枝切厚片
   E. 白芍和桂枝都粉碎

5. 叙述栀子“用仁去心胸热，用皮去肌表热，寻常生用”是下列哪个书籍记载：

A.《医学入门》 B.《本草便读》
C.《雷公炮炙论》 D.《炮炙大法》
E.《神农本草经》

6. 叙述香附“入血分补虚童便浸炒；调气盐水浸炒；行经络酒浸炒；消积聚醋浸炒……走表药中，则生用之”是下列哪个书籍记载（ ）

A.《本经逢原》 B.《修事指南》
C.《本草纲目》 D.《新修本草》
E.《太平圣惠方》

7. “炮制失其体性，筛罗粗恶，分剂差殊，虽有疗疾之名，永无必愈之效”是下列哪个书籍记载（ ）

A.《新修本草》 B.《黄帝内经》
C.《太平圣惠方》 D.《炮炙大法》
E.《修事指南》

8. “凡药制造，贵在适中，不及则功效难求，太过则气味反失……”是下列哪个书籍记载（ ）

A.《新修本草》 B.《伤寒论》
C.《汤液本草》 D.《本草蒙筌》
E.《医学流源》

9. “炮制不明，药性不确，则汤方不准，而病症不验也”是下列哪个书籍记载（ ）

A.《本草述》 B.《修事指南》
C.《本草述钩元》 D.《本经逢原》
E.《神农本草经》

10. 苦寒药经哪种辅料炮制，既可缓和苦寒之性，免伤脾胃，又可使其寒而不滞（ ）

A. 姜 B. 醋 C. 酒 D. 蜜 E. 盐

11. 三子养亲汤中莱菔子应首选（ ）

A. 生莱菔子 B. 炒莱菔子
C. 捣烂的莱菔子 D. 焦莱菔子
E. 莱菔子炭

12. “痛泻要方”中的白术应选择（ ）

A. 生白术 B. 麸炒白术 C. 土炒白术 D. 焦白术 E. 炒白术

13. “二妙散”中的苍术应首选（ ）

A. 生苍术 B. 焦苍术
C. 麸炒苍术 D. 苍术炭
E. 米泔水制苍术

14.“缩泉丸”中益智应用（　　）

A. 盐炙益智仁　B. 炒益智仁

C. 连壳益智仁　D. 醋炙益智仁

E. 酒炙益智仁

15.“麻黄汤”中麻黄应首选（　　）

A. 生麻黄　B. 炙麻黄　C. 麻黄绒　D. 蜜炙麻黄绒　E. 去节麻黄

16.“补中益气汤”中的陈皮应首选（　　）

A. 去白陈皮　B. 不去白陈皮　C. 醋陈皮　D. 麸炒陈皮　E. 蜜炙陈皮

17.“小柴胡汤”中的柴胡应首选（　　）

A. 生柴胡　B. 醋炙柴胡　C. 鳖血柴胡　D. 炒柴胡　E. 酒柴胡

18.“柴胡疏肝散”中的香附应选用（　　）

A. 生香附　B. 醋炙香附　C. 四制香附　D. 盐香附　E. 酒香附

19.“调胃承气汤”中的甘草应选用（　　）

A. 生甘草　B. 蜜炙甘草

C. 炒甘草　D. 甘草梢

E. 蜜拌后烘干的甘草

20.“桃红四物汤”中的当归应首选（　　）

A. 生当归　B. 酒当归　C. 当归炭　D. 土炒当归　E. 当归头

21.“知柏地黄丸”中的知母应首选（　　）

A. 生知母　B. 盐炙知母　C. 光知母　D. 毛知母　E. 酒炙知母

22.“白虎汤”中的知母应选择（　　）

A. 生知母　B. 盐炙知母　C. 光知母　D. 毛知母　E. 酒炙知母

23.“清宁丸”中的大黄应首选（　　）

A. 生大黄　B. 熟大黄　C. 酒蒸大黄　D. 大黄炭　E. 清宁片

24. 香附用于气血不调、胸膈不利的患者应首选（　　）

A. 生香附　B. 醋香附　C. 酒香附　D. 四制香附　E. 盐制香附

25. 长于化痰止咳，泻火解毒的甘草是（　　）

A. 生甘草　B. 炙甘草　C. 炒甘草　D. 甘草梢　E. 麸炒甘草

26. 治脾胃虚弱，神疲食少的“四君子汤”应选用（　　）

A. 生甘草　B. 蜜炙甘草　C. 炒甘草　D. 甘草梢　E. 麸炒甘草

（二）B 型题

A. 童便浸炒　B. 盐水浸炒　C. 酒浸炒　D. 醋浸炒　E. 姜汁浸炒

27. 香附临床用于入血分补虚首选炮制方法（　　）

28. 香附临床用于调气首选炮制方法（　　）

29. 香附临床用于行经络首选炮制方法（　　）

30. 香附临床用于消积聚首选炮制方法（　　）

31. 香附临床用于肥盛多痰首选炮制方法（ ）

A. 干姜 B. 炮姜 C. 土炒白术 D. 焦白术 E. 白术生品

32. 理中汤用于中焦虚寒而兼有内湿者，姜宜用（ ）

33. 理中汤用于中焦虚寒且胃失和降、呕吐腹痛、阳虚出血者，姜宜用（ ）

34 理中汤用于腹泻明显的患者，白术宜用（ ）

35. 理中汤用于腹胀恶食的患者，白术宜用（ ）

（三）X 型题

36. 炮制与临床疗效的关系主要包括（ ）

A. 净制与临床疗效的关系

B. 水制与临床疗效的关系

C. 切制与临床疗效的关系

D. 加热制与临床疗效的关系

E. 辅料制与临床疗效的关系

37. 关于临床上应用凉血止血药描述正确的是（ ）

A. 炭品清热凉血作用较生品减弱，而止血作用增强

B. 一般血热较盛的出血患者宜用生品

C. 一般出血量较多而血热不太盛者宜用炭品

D. 方中已有足够的清热凉血药，需增强止血作用仍宜用炭品

E. 方中已有足够的固涩止血药，需突出清热凉血作用仍宜用生品

38. 以下须临方炮制的品种是（ ）

A. 饮片企业不能改变中药饮片性状的炮制品种

B. 饮片企业不会批量生产且确有临床需要的炮制品种

C. 临床要求临用新制的炮制品种

D. 临床要求鲜品入药的炮制品种

E. 贵细中药炮制品种

三、改错题

1. 生化汤中应用干姜生品（ ）

2. 藿香正气水中应用半夏生品（ ）

3. 七味白术散应用葛根生品（ ）

4. 十全大补丸中需用生地黄代替熟地黄（ ）

5. 桂附理中丸中为了突出温中的功效，党参和甘草要求蜜酒炙（ ）

6. “炮制不明，药性不确，则汤方无准，而病症不验也”是《雷公炮炙论》的记载（ ）

7. 中成药是以中药材为原料（ ）

8. 对形态、色泽、气味、质地的要求，汤剂和中成药基本相同（ ）

9. 有毒中药，汤剂饮片要求一般高于丸、散（　　）
10. “痛泻要方”中的白术用焦白术更符合立方宗旨（　　）

四、名词解释题

中药临方炮制

五、简答题

1. 适合临方炮制的品种有哪些？
2. 临床选用炮制品的一般原则有哪些？

六、问答题

1. 中药通过炮制是怎样增强临床疗效的？
2. 为什么说炮制是中医用药的特点？

参考答案

一、填空题

1. 炮制
2. 中药房　零售药店
3. 苏叶　苏梗
4. 发汗　敛汗

二、选择题

（一）A 型题

1.E　2.A　3.A　4.B　5.A　6.A　7.C　8.D　9.B　10.C　11.B　12.C　13.C　14.A　15.A　16.B　17.A　18.B　19.B　20.B　21.B　22.A　23.C　24.D　25.A　26.B

（二）B 型题

27. A　28.B　29. C　30.D　31.E　32.A　33.B　34.C　35.D

（三）X 型题

36.ACDE　37.ABCDE　38.ABCDE

三、改错题

1.×　应改为：生化汤中应用炮姜。

2.√

3.×　应改为：七味白术散应用葛根煨制品。

4.×　应改为：十全大补丸中不能用生地黄代替熟地黄。

5.√

6.×　应改为："炮制不明，药性不确，则汤方无准，而病症不验也"是《修事指南》记载。

7.×　应改为：中成药是以中药饮片为原料。

8.×　应改为：对形态的要求，汤剂比中成药严格，而对色泽、气味、质地的要求，则基本相同。

9.×　应改为：有毒中药，丸、散要求一般高于汤剂饮片。

10.×　应改为："痛泻要方"中的白术用土炒白术更符合立方宗旨。

四、名词解释题

是按照中医处方医嘱，根据中药性能和辨证施治选用饮片规格需要，所采取的一项传统制药技术。

五、简答题

1. 答：适合临方炮制的品种包括：①《中国药典》及地方炮制规范要求饮片企业不能改变药材性状的品种：包括需要粉碎成细粉的三七、降香，须粗碎的石决明、龙骨，须用时捣碎的苦杏仁、龟甲、石膏等。②临床用量较少、饮片企业不会批量生产的品种，临床需要临方炮制满足处方调配，包括酒萸肉等酒制品、茜草炭等炒炭品、盐菟丝子等盐炙品、醋五灵脂等醋制品、米炒斑蝥等米炒品、土炒白术等土炒品等。③因容易挥发、吸潮结块、变质或生虫而保存困难，临床使用时按时定量炮制、临时拌制的品种，包括朱砂拌灯心草、茯神、远志，青黛拌灯心草等。④需向患者展示真伪质地、商品等级和来源的贵细药材品种，包括野山参、红参等。⑤须鲜品入药的品种，包括鲜石斛、鲜地黄、鲜白茅根、鲜竹沥等。⑥根据临床应用特色，市场无供应或高于市场供应要求的特殊品种，包括鳖血制柴胡、阴附片、阳附片等。

2. 答：临床选用炮制品的一般原则分两方面：①全面掌握各炮制品的药性和作用特点，既要掌握它们的共性，又要区别其个性。②根据组方特点和用药意图，全面考虑，灵活掌握。

六、问答题

1. 答：因通过炮制可除去非药用部位或区分不同药用部位，除去异物，提高纯度，使有效成分在药物内更加集中，从而提高相对含量以增效；炮制中可使中药化学成分发生变化，从而增大有效成分含量以增效；炮制增大药物表面积，破坏组织细胞结构，使质地疏松，提高有效成分的提取量以增效；炮制中加入辅料可增溶或助溶或起协同作用而增效；炮制可破坏阻止有效成分溶出的物质，以增加有效成分的提取而增效；炮制可破酶保苷以增效；炮制可改变有效成分在植物体内的分布，使其处于易提部位，利于溶出而增效；炮制可提高药物的生物利用度以增效；炮制可破坏有毒成分以增效；炮制可产生新的有效物质以增效；炮制可辨证施治，统观全局，照顾全面，灵活用药以增效。

2. 答：中药炮制是据中医药理论，按药材性质、医疗、药剂所需，照一定的法则，将不同药材加工成饮片的技术。中医用药有两大特点，一是复方（配伍），二是中药炮制。中医用药不是用原生药材而是用炮制品，即将原药材加工炮制后的各种饮片，再经辨证施治，按理法方药、君臣佐使，组成方剂，制成剂型。一般一方具有多种药物，而中药的特点是一药多效，呈双向或多向调节作用，含多种成分，相当于一个小复方。为了临床需要，突出某一疗效，达到“药力共出”，保证临床用药安全有效，有制其形，有制其性，有制其味，有制其质的要求，故要炮制。炮制历史悠久，历代文献均有记载，是中医学的重要组成部分，是中药的特殊产物，是中医用药的精华和特色，是我国劳动人民长期同疾病作斗争的经验总结。炮制是中药在应用上一个独有的制药技术，依法炮制，才能体现中医的特点，使中医的辨证施治、灵活用药、整体观不会落空。历代中医非常重视，是用血的代价换来的，是临床用药经验的结晶。历史实践证明，中药不炮制就不能治病，反而有害。中医所用之药，没有不经炮制的，这就是中医用药的特点，这就是中医用药的精华，这就是中药炮制在中医药学中的地位与作用。

第三章 中药炮制基础理论

习 题

一、填空题

1. 中药炮制的基础理论主要有______理论、______理论、______理论、______理论、______理论、______理论。

2. 传统制药的原则是______、______、______、______；具体方法为______、______、______、______。

3. 炮制对药性的影响包括对______、______、______、______的影响等。

4. 所谓“毒”主要指的是______。

5. “饮片入药，______” 是中医用药的鲜明特色和一大优势。

二、选择题

(一) A 型题

1. “或制其形，或制其性，或制其味，或制其质”的论述载于（　　）
   A.《汤液本草》　B.《炮炙大法》
   C.《修事指南》　D.《雷公炮炙论》
   E.《医学源流论》

2. 用药性相对立的辅料或药物来制约中药的偏性或改变药性称为（　　）
   A. 相反为制　B. 相资为制
   C. 相畏为制　D. 相恶为制
   E. 相杀为制

3. 以下为炮制降低药物苦寒之性的是（　　）
   A. 姜汁制栀子　B. 蜜炙百合　C. 炒白扁豆　D. 酒炒白芍　E. 酒炒当归

4. “升者引以咸寒，则沉而直达下焦；沉者引以酒，则浮而上至颠顶”的论述源自（　　）
   A. 缪希雍　B. 李时珍　C. 张仲岩　D. 雷敩　E. 陶弘景

5. 以下为炮制缓和辛温之性的是（ ）

A. 盐制巴戟天 B. 蒸黄芩 C. 煮珍珠 D. 煅荷叶 E. 酒炙黄连

6. 以下为炮制增强药力的是（ ）

A. 胆汁制黄连 B. 吴茱萸汁制黄连 C. 麸炒苍术 D. 煮川乌 E. 生姜制半夏

7. 药性和缓可以通过炮制增强药性的是（ ）

A. 巴豆制霜 B. 酒制仙茅 C. 酒制当归 D. 姜汁制吴茱萸 E. 胆汁制黄连

8. 炮制后功效与生品迥然不同的是（ ）

A. 蜜炙甘草 B. 醋炙延胡索 C. 酒炙仙茅 D. 熟地黄 E. 油炙淫羊藿

9. 生品作用下焦，炮制后可作用上焦的是（ ）

A. 盐炙泽泻 B. 酒炙黄柏 C. 酒炙仙茅 D. 蜜炙甘草 E. 麸炒苍术

10. 炮制后可增强上行清头目之热作用的是（ ）

A. 炒紫苏子 B. 蜜炙菊花 C. 酒炒黄芩 D. 蜜炙麻黄 E. 蜜炙桂枝

11. 生品作用中焦，炮制后可下行温肾的是（ ）

A. 麸炒山药 B. 盐炙砂仁 C. 土炒白术 D. 麸炒苍术 E. 蜜炙百合

12. 生品以升为主，用于涌吐风痰；炒后则以降为主，长于降气化痰的是（ ）

A. 山楂 B. 旋覆花 C. 莱菔子 D. 菊花 E. 桔梗

13. 生品入脾、肾经，炮制后主入肾经的是（ ）

A. 酒炙大黄 B. 盐炙黄柏 C. 盐炙益智仁 D. 姜炙厚朴 E. 蜜炙麻黄

14. 生品入肝、胆、胃经，炮制后主入肝经的是（ ）

A. 醋炙青皮 B. 蜜炙桑白皮 C. 油炙三七 D. 盐炙知母 E. 姜炙厚朴

15. 生品入心经，炮制后主入肾经的是（ ）

A. 熟地黄 B. 酒炙黄连 C. 蜜炙百合 D. 盐炙黄柏 E. 醋炙柴胡

16. 以下通过净制去毒的是（ ）

A. 尿泡马钱子 B. 蕲蛇去头 C. 醋炙狼毒 D. 煮川乌 E. 燀苦杏仁

17. 通过水飞去毒的是（ ）

A. 雄黄 B. 滑石 C. 珍珠 D. 炉甘石 E. 玛瑙

18. 通过蒸或煮去毒的是（ ）

A. 黄精 B. 川乌 C. 桑螵蛸 D. 黄芩 E. 珍珠

19. 通过醋制去毒的是（ ）

A. 延胡索 B. 甘遂 C. 青皮 D. 柴胡 E. 乳香

20. 通过制霜去毒的是（ ）

A. 西瓜霜 B. 巴豆 C. 鹿角霜 D. 柏子仁 E. 瓜蒌子

21. 通过使毒性成分结构发生改变而降低毒性的是（ ）

A. 巴豆 B. 川乌 C. 朱砂 D. 雄黄 E. 硫黄

22. 以下属于生泻熟补的是（ ）

A. 蒸何首乌 B. 酒制大黄 C. 巴豆制霜 D. 醋炙甘遂 E. 醋炙番泻叶

23. 以下属于生峻熟缓的是（ ）

A. 蒸何首乌 B. 酒制大黄 C. 蜜炙甘草 D. 蜜炙百合 E. 蜜炙黄芪

24. 以下属于生行熟止的是（ ）

A. 盐炙砂仁 B. 酒炙柴胡 C. 醋炙青皮 D. 煨木香 E. 蜜炙百合

25. 以下属于生升熟降的是（ ）

A. 炒莱菔子 B. 蜜炙旋覆花 C. 酒炙仙茅 D. 醋炙延胡索 E. 油炙淫羊藿

26. 以下属于生降熟升的是（ ）

A. 蜜炙旋覆花 B. 酒炙大黄

C. 盐炙黄柏 D. 胆汁制天南星

E. 醋制香附

（二）B 型题

A. 从制 B. 反制 C. 相畏制 D. 相资制 E. 相恶制

27. 胆汁制黄连（ ）

28. 白矾制半夏（ ）

29. 盐制益智仁（ ）

30. 麸炒枳实（ ）

31. 酒制阳起石（ ）

A. 砂烫龟甲 B. 炒王不留行

C. 酒黄连 D. 炒山楂

E. 延胡索乙素片

32. 属于制其形的是（ ）

33. 属于制其性的是（ ）

34. 属于制其味的是（ ）

35. 属于制其质的是（ ）

（三）X 型题

36. 以下属于三适理论的是（ ）

A. 适度 B. 适量 C. 适宜 D. 适时 E. 适性

37. 炮制对中药药性的影响主要有（ ）

A. 炮制对四气五味的影响

B. 炮制对升降浮沉的影响

C. 炮制对归经的影响

D. 炮制对药物毒性的影响

E. 炮制对制剂的影响

38. 去毒常用的炮制方法有（　　）

A. 净制　　B. 制霜　　C. 水飞　　D. 加热　　E. 加辅料制

三、改错题

1. 用某种辅料来制约某种药物的毒副作用为相恶为制（　　）

2. 味辛甘的药物属阳，作用升浮（　　）

3. 生地经制成熟地后，性由温转寒，功能由补转清（　　）

4. 炮制对升降浮沉的影响还与气味厚薄有关（　　）

5. “有须烧炼炮炙，生熟有定，顺方者福，逆方者殃”是《神农本草经》记载（　　）

6. 栀子苦寒之性甚强，经过辛温的姜汁制后，能降低苦寒之性，以免伤中，即所谓“以热制寒”（　　）

7. “凡物气厚力大者，无有不偏，偏则有利，必有害。欲取其利，而去其害，则用法以制之……”为《修事指南》记载（　　）

8.《炮炙大法》是张仲岩所撰（　　）

9. 将制药原则归纳为“相反为制，相资为制，相畏为制，相恶为制”是《修事指南》（　　）

10. 用咸寒的盐水炮制辛温的茴香，可以缓和辛温之性，即所谓“以寒制热”（　　）

四、名词解释题

1. 炮制适度理论
2. 炮制药性理论
3. 反制
4. 从制
5. 辅料作用理论
6. 生熟异用理论
7. 生泻熟补
8. 生峻熟缓
9. 生毒熟减
10. 生行熟止
11. 生升熟降
12. 生降熟升
13. 生凉熟温
14. 炭药止血理论
15. 相反为制

16. 相资为制
17. 相畏为制
18. 相恶为制
19. 相喜为制
20. 制其形
21. 制其性
22. 制其味
23. 制其质

五、简答题

1. 炮制对药物四气五味有何影响?
2. 炮制对药物升降浮沉有何影响?
3. 炮制对药物的归经有何影响?
4. 炮制对药物毒性有何影响?
5. 简述中药炮制传统的制药原则。

六、问答题

1. 论述生熟异用理论的主要内容。
2. 论述辅料作用理论的主要内容。
3. 通过炮制降低药物毒性的途径是什么?

参考答案

一、填空题

1. 炮制适度　炮制药性　炮制解毒　辅料作用　生熟异用　炭药止血
2. 相反为制　相资为制　相畏为制　相恶为制　或制其形　或制其性　或制其味　或制其质
3. 四气五味　升降浮沉　归经　毒性
4. 药物的偏性
5. 生熟异治

二、选择题

(一) A 型题

1.E　2.A　3.A　4.B　5.A　6.A　7.C　8.D　9.B　10.C　11.B　12.C　13.C　14.A

15.A 16.B 17.A 18.B 19.B 20.B 21.B 22.A 23.B 24.D 25.A 26.B

（二）B 型题

27.A 28.C 29.B 30.E 31.D 32.B 33.C 34.D 35.A

（三）X 型题

36.ACD 37.ABCD 38.ABCDE

三、改错题

1.× 应改为：用某种辅料来制约某种药物的毒副作用为相畏为制。

2.√

3.× 应改为：生地黄经制成熟地黄后，性由寒转温，功能由清转补。

4.√

5.× 应改为："有须烧炼炮炙，生熟有定，顺方者福，逆方者殃"此话出自张仲景。

6.√

7.× 应改为："凡物气厚力大者，无有不偏，偏则有利，必有害。欲取其利，而去其害，则用法以制之……"为《医学源流论》记载。

8.× 应改为:《炮炙大法》是缪希雍所撰。

9.× 应改为：将制药原则归纳为"相反为制，相资为制，相畏为制，相恶为制"是徐灵胎归纳的。

10.√

四、名词解释题

1. 炮制适度理论是指应用炮制技术对药物进行炮制时，药物的炮制程度不可太过或不及，必须达到适中的程度，才可获得需要的炮制作用，满足临床的需求。

2. 炮制药性理论是指炮制采用的技术、方法、辅料一方面可以改变药物的偏颇之性、升降浮沉、归经等；另一方面可以利用药物不同的药性相互制约或相互协同，以求达到炮制增效、缓和药性、降低毒副作用等目的。

3. 在相反为制的原则下，通过加入辅料或采取一定的炮制方法，纠正药物过偏之性。

4. 药性本偏，但用于实证或重证仍嫌药力不足，通过炮制进一步增强药力。亦或者药性较缓和，临床嫌其药效不强，取效太慢，通过炮制增强药性，从而增强药物的作用。

5. 指在炮制药物过程中，加入不同性味的辅料进行炮制，利用辅料的性味相辅或相制药物的性味，使炮制的药物能够达到调整药性，引药入经，影响药物的作用趋向，增强临床疗效。

6. 指药物的生品饮片炮制为熟品饮片后，产生与生品饮片不同的功效，在临床应用中，依据不同病症需要选择生品或制品，达到不同的临床治疗效果的理论学说。

7. 一些药物生品寒凉清泻，通过炮制加热，加辅料成为熟品以后，药性偏于甘温，作用偏于补益。

8. 药物的生品药性峻烈，炮制成熟品后作用缓和。

9. 生品毒性或刺激性大，炮制后毒性降低或缓和。

10. 生品行气散结，活血化瘀作用强，炮制成熟品偏于收敛，止血、止泻。

11. 生品以升为主，炮制后以降为主。

12. 生品沉降走下，炮制后引药上行。

13. 生品药性寒凉，加热、加辅料炮制后药性改变为温热。

14. 炭药止血理论是采用炒炭或煅炭的方法制备炭药，使其表面黑色，部分炭化，可产生或增强止血作用。

15. 是指用药性相反的辅料或药物来制约被炮制药物的偏颇之性或改变其药性。

16. 是指用药性相似的辅料或药物来增强被炮制药物的疗效。

17. 利用中药药性的相畏相杀之理论，通过采用药性互相制约的药物或辅料进行炮制，降低被炮制药物的毒副作用。

18. 是中药配伍中药性“相恶”理论在炮制中的延伸应用，药性“相恶”本指在配伍中两种药物合用，一种药物会导致另一种药物的功效降低甚或会产生毒副作用。

19. 是指利用某种辅料或药物，改善被炮制药物的形、色、气、味，提高患者的喜好信任和接受度，便于患者服用。

20. 利用净制、切制和其他炮制技术，改变药物的外观形状或分开药用部位。

21. 是指通过炮制缓和或改变药物的药性，抑制过偏之性，免伤正气；或缓和药物过寒、过热之性或改变升、降、浮、沉之性，以满足临床对药物的不同需要。

22. 是指通过炮制调整中药的五味或娇正不良气味，增强临床疗效。

23. 是指通过炮制改变药物的性质或质地。

五、简答题

1. 答：炮制对性味的影响大致有三种情况：一是通过炮制纠正药物过偏之性。如栀子苦寒之性甚强，经过辛温的姜汁制后，能降低苦寒之性，以免伤中，即所谓以热制寒，称为“反制”。二是通过炮制，使药物的性味增强。如以苦寒的胆汁制黄连，更增强黄连苦寒之性，所谓寒者益寒；以辛热的酒制仙茅，增强仙茅温肾壮阳作用，所谓热者益热，称为“从制”。三是通过炮制，改变药物性味，扩大药物的用途。如生地黄甘寒，具有清热凉血、养阴生津作用；制成熟地黄后，则转为甘温之品，具有滋阴补血的功效。即一者性寒，主清；一者性温，主补。天南星辛温，善于燥湿化痰，祛风止痉；加胆汁制成胆南星，则性味转为苦凉，具有清热化痰、息风定惊的功效。

2. 答：药物经炮制后，由于性味的变化，可以改变其作用趋向，尤其对具有双向性能的药物更明显。药物大凡生升熟降，辅料的影响更明显，通常酒炒性升，姜汁炒则散，醋炒能收敛，盐水炒则下行。如黄柏原系清下焦湿热之药，经酒制后作用向上，兼能清上焦之热。黄芩酒炒可增强上行清头目之热的作用。砂仁为行气开胃、化湿醒脾之品，作用于中焦，经盐炙后，可以下行温肾，治小便频数。莱菔子能升能降，生品以升为主，用于涌吐风痰；炒后则以降为主，长于降气化痰、消食除胀。由此可见，药物升降浮沉的性能并非固定不变，可以通过炮制改变其作用趋向。

3. 答：中药炮制很多都是以归经理论作指导的，特别是用某些辅料炮制药物，如醋制入肝经、蜜制入脾经、盐制入肾经等。很多中药都能归几经，可以治疗几个脏腑或经络的疾病。临床上为了使药物更准确地针对主证，作用于主脏，发挥其疗效，故需通过炮制来达到目的。药物经炮制后，作用重点可以发生变化，对其中某一脏腑或经络的作用增强，而对其他脏腑或经络的作用相应减弱，使其功效更加专一。如益智仁入脾、肾经，具有温脾止泻、摄涎唾、固精、缩尿的功效；盐炙后则主入肾经，专用于涩精、缩尿。知母入肺、胃、肾经，具有清肺、凉胃、泻肾火的作用；盐炙后则主要作用于肾经，可增强滋阴降火的功效。青皮入肝、胆、胃经，用醋炒后，可增强对肝经的作用。生地黄可入心经，以清营凉血为长，制成熟地黄后则主入肾经，以养血滋阴、益精补水见长。

4. 答：去毒常用的炮制方法有净制、水泡漂、水飞、加热、加辅料处理、去油制霜等。这些方法可以单独运用，也可以几种方法联合运用。如蕲蛇去头，朱砂、雄黄水飞，川乌、草乌蒸或煮制，甘遂、芫花醋制，巴豆制霜等，均可去毒。

炮制有毒药物时一定要注意去毒与存效并重，不可偏废，并且应根据药物的性质和毒性表现，选用恰当的炮制方法，才能收到良好的效果。否则，顾此失彼，可能造成毒去效失，甚至效失毒存的结果，达不到炮制目的。

5. 答：中药炮制传统制则：①相反为制。②相资为制。③相畏为制。④相恶为制。⑤相喜为制。制法：①制其形。②制其性。③制其味。④制其质。

六、问答题

1. 答：生熟异用理论包括生泻熟补、生峻熟缓、生毒熟减、生行熟止、生升熟降、生降熟升、生凉熟温等。

（1）生泻熟补：一些药物生品寒凉清泻，通过炮制加热、加辅料成为熟品以后，药性偏于甘温，作用偏于补益，如何首乌。

（2）生峻熟缓：药物的生品药性峻烈，炮制成熟品后作用缓和，如大黄。

（3）生毒熟减：生品毒性或刺激性大，炮制后毒性降低或缓和，如马钱子。

（4）生行熟止：生品行气散结，活血化瘀作用强，炮制成熟品偏于收敛，止血、止泻，如木香。

（5）生升熟降：生品以升为主，炮制后以降为主，如莱菔子。

（6）生降熟升：生品沉降走下，炮制后引药上行，如黄柏。

（7）生凉熟温：生品药性寒凉，加热、加辅料炮制后药性改变为温热，如地黄。

2. 答：辅料作用理论包括酒制升提、姜制发散、入盐走肾脏乃仗软坚、用醋注肝经且资住痛、米泔制去燥性和中、乳制滋润回枯助生阴血、蜜制甘缓难化增益元阳、陈壁土窃真气骤补中焦、麦麸皮抑制酷性勿伤上膈、吴茱萸汁抑制苦寒而扶胃气等。

（1）酒制升提：药物经酒制后，能使作用向上、向外，可治上焦头面病邪及皮肤手稍的疾病。

（2）姜制发散：药物经姜制后使其发散作用增强，具有发表、祛痰、通膈、止呕等作用。

（3）入盐走肾脏乃仗软坚：盐制药物能引药下行，引药入肾，增强补肝肾、滋阴降火、清热凉血、软坚润燥的作用。

（4）用醋注肝经且资住痛：药物经过醋制后，可以引药入肝经，且能协同增强活血疏肝止痛的功效。

（5）米泔制去燥性和中：米泔水制后能降低药物辛燥之性，增强健脾和胃作用。

（6）乳制滋润回枯，助生阴血：药物经乳制后能增强滋生阴血、润燥、补脾益气等作用。

（7）蜜制甘缓难化增益元阳：药物经蜜制之后，能调和脾胃，补中益气，缓和对脾胃的刺激。

（8）陈壁土窃真气骤补中焦：陈壁土炮制药物，能够补益中焦脾胃，降低药物对脾胃的刺激性。

（9）麦麸皮制抑酷性勿伤上膈：麦麸炮制药物能缓和药物燥性，去除药物不快的气味，缓和药物对胃肠道的刺激，增强和中益脾的功能。

（10）吴茱萸汁抑制抑苦寒而扶胃气：吴茱萸汁制药物可抑制其苦寒之性，而降低伐胃副作用。

3. 答：研究发现，炮制可降低或消除有毒副作用成分的含量以解毒，如硫黄、雄黄、赭石炮制以减砷；朱砂水飞以减游离汞；马钱子砂烫以减士的宁、马钱子碱的含量；巴豆制霜以减脂肪油和使蛋白变性；斑蝥烘炒以减斑蝥素、蚁酸含量等。

炮制可破坏或改变中药有毒成分的结构而解毒。如斑蝥碱处理炮制可使斑蝥素转变成斑蝥酸钠而抗癌活性不变，毒性降低；川草乌湿热法炮制可使有毒的双酯型乌头碱水解或分解为毒性极弱的乌头胺等。

炮制加入特定辅料以解毒，如甘遂、芫花、大戟、商陆醋制以解毒；半夏、南星、白附子矾姜制以解毒；吴萸、远志甘草水制以解毒等。

炮制破酶，防酶解产生大量有毒成分而解毒。如苦杏仁燀炒法以破坏苦杏仁酶，以免酶解苦杏仁苷迅速产生大量氢氰酸而中毒。

第四章 中药炮制目的及对药物的影响

习 题

一、填空题

1. 柏子仁如用于宁心安神需避免服后产生______的作用，通过______即可消除此副作用。

2. 性和味偏盛的药物在临床应用时，一方面可以通过______的方法，另一方面可用______的方法来______药物偏盛的性和味。

3. 麻黄生用______作用较强，蜜炙后______作用缓和，______作用增强。

4. 中药往往通过______、______、______等炮制方法来缓和药性。

5. 许多药物生、熟作用有别，如蒲黄生用______，炒用______。生甘草，味甘，性平，能______；蜜炙甘草性温，能______。

6. 款冬花、紫菀等______药经蜜炙后，增强了______作用，则是蜂蜜作为辅料应用后与药物有______作用而增强疗效。

7. 矿物类、贝壳类及动物骨甲类药物，质地坚硬，难于粉碎，不便______和______，因此必须经过炮制，采用______、______、______等炮制方法使质地变为酥脆，易于粉碎。

8. 麻黄茎______，根______，故要分开入药，以适应医疗的需要。

9. 中药在采收、运输、保管等过程中，常混有沙土、杂质、霉烂品及非药用部位，因此必须加以净选、清洗等加工处理，如种子类药物要去______、______，根类药物要去______，皮类药物要去______，动物类药物要去______、______、______等。

10. 生物碱在植物体中，往往与植物体中的______、______生成复盐，如______、______等，它们是不溶于水的复盐，若加入醋酸后，可形成可溶于水的______。

11. 大多数生物碱不溶于水，但有些小分子生物碱如______溶于水，一些______如小檗碱也能溶于水，在炮制中应尽量减少与水接触，宜采用______的原则。

12. 鞣质为强的______，能被空气中的______所氧化，生成______。

13. 树脂是一类复杂的混和物，通常存在于植物组织的树脂道中，在植物体中有三种形式存在，分别为______、______、______。

14. 一些含有毒性蛋白质的中药可通过加热处理，使毒性蛋白变性而消除毒性，如______、______、______等加热后毒性大减。

15. 炉甘石原来的主要成分为______，煅后变为______。

二、选择题

(一) A 型题

1. 由于含挥发油多须炮制降低“燥性”的是（　　）

A. 山楂　B. 地榆　C. 苍术　D. 柏子仁　E. 没药

2. 由于不同药用部位所含生物碱类成分不同而须区分使用的是（　　）

A. 槟榔　B. 苦参　C. 麻黄　D. 延胡索　E. 黄连

3. 含鞣质类的药物在炮制时不能用哪类工具进行处理（　　）

A. 竹器　B. 铁器　C. 木器　D. 砂锅　E. 铜器

4. 柿霜的主要成分为下列哪种物质（　　）

A. 四硼酸钠　B. 硫酸钙　C. 氟化钙　D. 碳酸锌　E. 甘露醇

5. 下列哪味药物中含有的树脂类成分具有泻下去积作用，经炒制后可破坏部分树脂，以缓和泻下作用（　　）

A. 五味子　B. 乳香　C. 没药　D. 香附　E. 牵牛子

6. 蛋白类成分为主要有效成分的药物不宜和下列含哪类成分的药物一起加工炮制（　　）

A. 含苷类　B. 含鞣质类　C. 含挥发油类　D. 含有机酸类　E. 含树脂类

7. 咖啡经炒后，有机酸中的哪种酸被破坏（　　）

A. 草酸　B. 苹果酸　C. 酒石酸　D. 绿原酸　E. 枸橼酸

(二) X 型题

8. 下列药物中哪几味药可用加热炮制的方法降低其毒性（　　）

A. 三棱　B. 相思子　C. 蓖麻子　D. 商陆　E. 萱草根

9. 一药物往往归入数经，在临床上常嫌其作用分散，通过炮制进行适当处理可使其作用专一，前人从实践中总结出一些规律性的认识（　　）

A. 盐制入肝　B. 大凡生升熟降

C. 醋制升提　D. 酒制升提

E. 盐制入肾

10. 下列药物中因所含生物碱遇热活性降低，而所含生物碱又是有效物质，因而炮制过程中尽量减少热处理过程，以生用为宜的有（　　）

A. 石榴皮　B. 黄芪　C. 山豆根　D. 薄荷　E. 龙胆草

11. 下列药物中哪几味药中含有可溶于水的各种苷，切制用水处理时要特别注意（　　）

A. 黄连　B. 大黄　C. 甘草　D. 秦皮　E. 苍术

12. 下列药物中哪几味药中既含有作为有效成分的苷类成分也含有相应的分解酶，故常用炒、蒸、烘、燀或曝晒的方法破坏或抑制酶的活性，以保存药效（　　）

A. 黄柏　B. 杜仲　C. 槐花　D. 苦杏仁　E. 黄芩

13. 下列药物中经炮制后，能起到矫臭矫味效果的有（　　）

A. 酒制乌梢蛇　B. 醋制乳香　C. 麸炒椿树皮　D. 麸炒僵蚕　E. 醋制没药

14. 下列哪几味药物中挥发油以游离状态存在，不宜带水堆积久放，以免发酵变质，影响质量（　　）

A. 薄荷　B. 白术　C. 山药　D. 荆芥　E. 木通

15. 下列哪几味药物中挥发油以结合状态存在，宜经堆积发酵后香气才能逸出（　　）

A. 苍术　B. 厚朴　C. 鸢尾　D. 砂仁　E. 车前子

16. 鞣质易溶于水，因而以鞣质为主要药用成分的药物在炮制过程中用水处理时要格外注意，如（　　）

A. 地榆　B. 益母草　C. 侧柏叶　D. 虎杖　E. 石榴皮

17. 下列哪几味药物由于其中所含的鞣质氧化成鞣红造成泛红（　　）

A. 知母　B. 槟榔　C. 白芍　D. 柴胡　E. 三七

18. 下列哪几味药物经炮制后可提高其中含有的树脂类有效成分的溶解度，增强疗效（　　）

A. 没药　B. 乌梅　C. 五味子　D. 当归　E. 乳香

19. 下列哪几味药物中存在着有毒的可溶性草酸盐，炮制时应除去（　　）

A. 桑叶　B. 款冬花　C. 白花酢浆草　D. 马钱子　E. 酢浆草

20. 有些有机酸能与生物碱生成盐，有利于药效发挥，下列炮制方法中属于此类作用的有（　　）

A. 甘草水制一些生物碱类的药物

B. 吴茱萸制黄连

C. 姜厚朴

D. 蜜白前

E. 盐菟丝子

21. 下列哪几味药物需要经过加热、压榨除去部分油脂类成分，以免滑肠致泻或降低毒副作用（　　）

A. 柏子仁　B. 千金子　C. 蓖麻子　D. 瓜蒌仁　E. 巴豆

22. 炮制时加热煮沸可使蛋白质凝固变性，某些氨基酸遇热不稳定，以生用为宜，下列药物中哪些药物属于此类（　　）

A. 雷丸　B. 天花粉　C. 蜂毒　D. 蛇毒　E. 蜂王浆

23. 下列哪几味药物以干馏处理能得到含氮的吡啶类、卟啉类衍生物而具有解毒、镇痉、止痒、抗菌、抗过敏的作用（　　）

A. 鸡蛋黄　B. 天花粉　C. 黑大豆　D. 白扁豆　E. 雷丸

24. 下列哪几味药物系含结晶水的矿物，经煅制后，失去结晶水而改变药效（　　）

A. 炉甘石　B. 石膏　C. 明矾　D. 寒水石　E. 磁石

三、改错题

1. 许多药物，根据中医临床观察，发现生、熟作用有别，故有“补汤宜用生，泻药不嫌熟”之说（　　）

2. 现代“逢子必炒”的根据和用意出自明代医书《本草蒙筌》（　　）

3. 大黄苦寒，其性沉而不浮，其作用是走而不守，酒制后能引药下行，能在下焦产生清降热邪的作用（　　）

四、名词解释题

1. 逢子必炒
2. 发汗
3. 勿令犯火
4. 抢水洗
5. 杀酶保苷
6. 少泡多润

五、简答题

1. 试述炮制对含生物碱类药物的影响。
2. 试述炮制对含苷类药物的影响。
3. 试述炮制对含挥发油类药物的影响。

参考答案

一、填空题

1. 滑肠致泻　去油制霜
2. 配伍　炮制　转变或缓和
3. 辛散解表　辛散　止咳平喘
4. 炒　麸炒　蜜炙
5. 活血化瘀　止血　清热解毒　补中益气
6. 化痰止咳　润肺止咳　协同
7. 制剂　调剂　煅　煅淬　砂烫
8. 发汗　止汗
9. 沙土　杂质　芦头　粗皮　头　足　翅
10. 有机酸　无机酸　鞣酸盐　草酸盐　醋酸复盐

11. 槟榔碱　季铵类生物碱　少泡多润
12. 还原剂　氧　鞣红
13. 油树脂　胶树脂　香树脂
14. 巴豆　白扁豆　蓖麻子
15. 碳酸锌　氧化锌

二、选择题

（一）A 型题

1.C　2.C　3.B　4.E　5.E　6.B　7.D

（二）X 型题

8.BCDE　9.BDE　10.ACE　11.BCD　12.CDE　13.ABCDE　14.AD　15.BC　16.ACDE　17.BC　18.ACE　19.CE　20.AB　21.ABCDE　22.ABCDE　23.AC　24.BCD

三、改错题

1.×　应改为：许多药物，根据中医临床观察，发现生、熟作用有别，故有“补汤宜用熟，泻药不嫌生”之说。

2.×　应改为：现代“逢子必炒”的根据和用意出自《医宗粹言》。

3.×　应改为：大黄酒制后能引药上行，能在上焦产生清降热邪的作用。

四、名词解释题

1. 种子类药材外有硬壳，疏水性强，经加热炒制后种皮爆裂，质地变疏松，利于溶剂的浸润与渗透，入药方得味出。

2. 将鲜药材加热或半干燥后，密闭堆积发热，使其内部水分向外蒸发，并凝结成水珠附于药材的表面，尤如人体出汗，故称为“发汗”。

3. 因含有挥发性香气物质等原因，炮制过程尽量少加热或不加热。

4. 要求洗药时动作敏捷，速度要快，以防药物浸久，走失气味，影响功效。

5. 含苷类药物常用炒、蒸、烘、焯或暴晒等方法破坏或抑制酶的活性，以避免有效成分酶解，保证其质量和药效。

6. 在水处理药物过程中，尽量减少浸泡时间，采用闷润的方法使药材水分内外一致。

五、简答题

1. 答：生物碱是一类含氮的有机化合物，游离生物碱一般不溶或难溶于水，而能溶于乙醇、氯仿等有机溶剂，亦可溶于酸水（形成盐），大多数生物碱盐类则可溶于水，难溶或不溶于有机溶媒，所以常用酒、醋等作为炮制辅料。

大多数生物碱不溶于水，但有些小分子生物碱如槟榔碱易溶于水，一些季铵类生物碱如小檗碱也能溶于水，在炮制过程中如用水洗、水浸等操作时，应尽量减少与水接触，在切制这类药材时，宜采取少泡多润的原则，尽量减少在切片浸泡过程中生物碱的损失，以免影响疗效。

各种生物碱都有不同的耐热性。高温情况下某些生物碱不稳定，可产生水解、分解等变化。炮制常用煮、蒸、炒、烫、煅、炙等方法，改变生物碱的结构，以达到解毒、增效的目的。有些药物，如石榴皮、龙胆草、山豆根等，其中所含生物碱遇热活性降低，而所含生物碱又是有效物质，因而炮制过程中尽量减少热处理过程，以生用为宜。

2. 答：苷的溶解性能，常无明显的规律，一般易溶于水或乙醇中，有些苷也易溶于氯仿和乙酸乙酯，但难溶于乙醚和苯。溶解度还受糖分子数目和苷元上极性基团的影响，若糖分子多，苷元上极性基因多，则在水中的溶解度大；反之，在水中的溶解度就小。

酒作为炮制常用辅料，可提高含苷药物的溶解度，而增强疗效。由于苷类成分易溶于水，故中药在炮制过程中用水处理时尽量少泡多润，以免苷类物质溶于水而流失或发生水解而减少。

含苷类成分的药物往往在不同细胞中含有相应的分解酶，在一定温度和湿度条件下可被相应的酶所水解，从而使有效成分减少，影响疗效。花类药物所含的花色苷也可因酶的作用而变色脱瓣，所以含苷类药物常用炒、蒸、烘、燀或曝晒的方法破坏或抑制酶的活性，以保证药物有效物质免受酶解，保存药效。苷类成分在酸性条件下容易水解，不但减低了苷的含量，也增加了成分的复杂性，因此，炮制时除医疗上有专门要求外，一般少用或不用醋处理。在生产过程中，有机酸会被水或醇溶出，使水呈酸性，促进苷的水解，应加以注意。

3. 答：挥发油是水蒸气蒸馏所得到的挥发性油状成分的总称。挥发油大多数具有芳香性，在常温下可以自行挥发而不留任何油迹。很早以前，人们就指出，有挥发性的香气物质要尽量少加热或不加热，凡含挥发性成分的药材应及时加工处理，干燥宜阴干，加水处理宜“抢水洗”，以免挥发油损失，加热处理尤须注意。

但也有些药物需要通过炮制以减少或除去挥发油，以达到医疗的需要。又如苍术的炮制，苍术含挥发油较多，故应根据临床不同要求，相应选用不同的方法进行炮制。

药物经炮制后，不仅使挥发油的含量发生变化，有的也发生了质的变化，如颜色加深，折光率增大，有的产生新的成分，有的还可改变药理作用。挥发油在植物体内，多数是以游离状态存在，有的则以结合状态存在，对游离状态存在的薄荷、荆芥等宜在采收后或喷润后迅速加工切制，不宜带水堆积久放，以免发酵变质，影响质量；但对结合状态存在的厚朴、鸢尾等宜经堆积发酵后香气才能逸出。

第五章 中药炮制分类

习 题

一、填空题

1. 炮制的分类方法有______、______、______、______。

2.《中国药典》炮制通则中将中药炮制工艺分为______、______、______和______四大类。

3. 明代陈嘉谟在《本草蒙筌》以______、______、______三类炮制方法为纲。

4. “雷公炮炙十七法”是由______代______所总结，其中的“爁”是指______，“㷁”是指______。

二、选择题

（一）A 型题

1. 以下采用雷公炮炙十七法中炮法的药物是（　　）
   A. 炉甘石　B. 朱砂　C. 雄黄　D. 干姜　E. 麻黄

2. 以下古代炮制方法属于炙法的是（　　）
   A.“裹物烧”
   B.“从肉在火上”
   C.“煻灰炮”
   D.“火焚法”
   E.“灼也”

3. 收载最早炮制方法分类的是（　　）
   A.《太平惠民和剂局方》
   B.《本草经集注·序》
   C.《炮炙大法》
   D.《五十二病方》
   E.《本草蒙筌》

4. 中药炮制学（本教材）采用的分类方法是（　　）
   A. 三类分类法
   B. 五类分类法
   C. 工艺和辅料相结合的分类法
   D. 按药用部位的来源分类法
   E. 雷公炮炙十七法

（二）B 型题

A. 炙　B. 飞　C. 度　D. 煨　E. 炒

5. 将药物置火上烤黄（　　）
6. 将药物炒黄（　　）
7. 将药物用液体辅料拌润翻炒至一定程度（　　）
8. 药物埋在尚有余烬的灰火中缓慢令熟（　　）
9. 将药放入容器内置火伤加热（　　）

A. 曝　B. 炮　C. 炼　D. 制　E. 露

10. 将药物包裹后烧熟（　　）
11. 将药物直接置高温下短时间急剧加热至发泡鼓起（　　）
12 将药物长时间用火烧制（　　）
13. 制药物之偏性（　　）
14. 用辅料改变药物固有性能（　　）

（三）X 型题

15. 药用部位分类法包括（　　）
A. 根及根茎类　B. 果实类　C. 种子类　D. 全草类　E. 皮类
16. 以下属于《太平惠民和剂局方》对中药炮制分类的是（　　）
A. 把炮制依据药物来源属性进行分类
B. 按照金、石、草、木、水、火、果等分类
C. 在前人基础上将炮制方法归纳为“雷公炮炙十七法”
D. 仍局限于本草学的范畴
E. “炙”与“炒”区别不明显
17. 五类分类法包括（　　）
A. 净制　B. 水制　C. 火制　D. 水火共制　E. 其他制法
18. 下列炮制方法中属于“雷公炮炙十七法”的有（　　）
A. 炮　B. 炼　C. 炒　D. 煮　E. 燀
19. 以下属于《中国药典》“炮制通则”收载的有（　　）
A. 鳖血炙　B. 发酵　C. 药汁制　D. 水飞　E. 制霜

三、名词解释题

1. 三类分类法
2. 五类分类法
3. 炮法
4. 炙法

5. 煨法

6. 炼法

四、简答题

1. 试述雷公炮炙十七法内容及代表药物。

2. 简述《中国药典》“炮制通则”中收载的中药炮制工艺有哪些？

参考答案

一、填空题

1. 雷公炮炙十七法　三类和五类分类法　工艺与辅料相结合的分类法　按药用部位的来源分类法

2. 净制　切制　炮炙　其他

3. 火制　水制　水火共制

4. 明　缪希雍　对药物进行焚烧、烘烤　晒

二、选择题

(一) A 型题

1. D　2.B　3.B　4.C

(二) B 型题

5.A　6.A　7.A　8.D　9.E　10.B　11.B　12.B　13.C　14.C

(三) X 型题

15.ABCDE　16.ABDE　17.BCDE　18.ABC　19.BDE

三、名词解释题

1. 包括火制、水制、水火共制三类炮制方法。

2. 包括修治、水制、火制、水火共制及其他制法。

3. 将药物包裹后烧熟或直接置高温下短时间急剧加热至发泡鼓起，药物表面变焦黑或焦黄色的一种火制方法。

4. 将药物置火上烤黄、炒黄或用液体辅料拌润翻炒至一定程度的炮制方法。

5. 将药物埋在尚有余烬的灰火中缓慢令熟的意思。

6. 药物按一定程序于火中处理，经过一定时间的烧制，达到一定的要求。

四、简答题

1. 答:（1）炮：将药物包裹后烧熟或直接置高温下短时间急剧加热至发泡鼓起，药物表面变焦黑或焦黄色的一种火制方法，如炮姜、炮甲珠等。

（2）爁：是对药物进行焚烧、烘烤之意，如骨碎补。

（3）煿：是以火烧物，使之干燥爆裂，如牵牛子。

（4）炙：是将药物置火上烤黄、炒黄或用液体辅料拌润翻炒至一定程度的炮制方法，如炙甘草。

（5）煨：即将药物埋在尚有余烬的灰火中缓慢令熟的意思，如煨葛根。

（6）炒：是将药放入容器内置于火上加热，使之达到所需的程度，如炒栀子。

（7）煅：是将药物在火上煅烧的方法，如煅石膏。

（8）炼：是指将药物长时间用火烧制，如炼蜜。

（9）制：为制药物之偏性，改变某些药物固有的性能，如制大黄。

（10）度：指度量药物大小、长短、厚薄、范围等，如不黏手为度。

（11）飞：指“研飞”或“水飞”，使成细粉，如水飞朱砂。

（12）伏：药物按一定程序于火中处理，经过一定时间的烧制，达到一定的要求，如伏龙肝。

（13）镑：是利用一种多刃的刀具，将坚韧的药物刮削成极薄的片，如镑牛角。

（14）摋：打击、切割之意，使药材破碎。

（15）曝：即晒。

（16）曝：是指在强烈的阳光下暴晒。

（17）露：药物不加遮盖地日夜暴露之，即所谓“日晒夜露”，如露胆南星。

2. 答:《中国药典》“炮制通则”将中药炮制工艺分为净制、切制、炮炙和其他四大类。其中净制包括挑选、筛选、风选、水选、剪、切、刮、削、剔除、酶法、剥离、挤压、烊、刷、擦、火燎、烫、撞、碾串等方法；切制项下明确指出除鲜切和干切外，均须进行软化处理，方法有喷淋、抢水洗、浸泡、润、漂、蒸、煮等；炮炙包括炒、炙法、制炭、煅、蒸、煮、炖、煨；其他包括烊、制霜、水飞、发芽、发酵等。

第六章 中药炮制常用辅料

习 题

一、填空题

1. 中药炮制中常用的辅料一般分为______和______两大类。

2. 中药炮制应用辅料的历史可以追溯到______时期。

3. 辅料是除______以外的一切附加物料的总称；炮制辅料，是指具有______作用的附加物料，它和主药起到______或______，或影响主药理化性质等作用。

4. 固体辅料中，与药物共制能缓和药物燥性的是______，可防止药物腐烂的是______，具有较强的沉淀与吸附作用的是______。

5. 在炮制所用辅料中，具补脾益气、清热解毒、祛痰止咳、缓急止痛作用的是______；具发表散寒、温中止呕、开痰解毒作用的是______；具有引药入肝、理气、散瘀止痛作用的是______。

6. 醋，最初是由米酒______而成醋，故有______之称，主要成分为______，含量一般为______。

7. 酒是一种常用辅料，一般______多用黄酒，______多用白酒。

二、选择题

（一）A 型题

1. 下述哪一项不属于酒炙的作用（　　）

A. 改变药性　　B. 引药上行
C. 矫味矫臭　　D. 增强补脾益气作用
E. 活血通络

2. 适宜盐制的药物组是（　　）

A. 续断、黄柏　　B. 泽泻、黄柏
C. 续断、柴胡　　D. 黄柏、厚朴
E. 杜仲、白前

3. 传统炮制理论认为药物经醋制后可引药入（ ）

A. 胃经　B. 肝经　C. 心经　D. 肺经　E. 脾经

4. 下述哪一项不属于姜炙的作用（ ）

A. 升腾发散而走表　B. 能抑制药物寒性

C. 能活血通络　D. 能增强温中作用

E. 能增强止呕作用

（二）B 型题

A. 稻米　B. 麦麸　C. 蛤粉　D. 滑石粉　E. 朱砂

5. 三方晶系硫化物类矿物辰砂，主要成分为硫化汞（ ）

6. 小麦的种皮（ ）

7. 单斜晶系鳞片状或斜方柱状的硅酸盐类矿物滑石经精选净化、粉碎、干燥而制得的细粉（ ）

8. 帘蛤科类动物文蛤、青蛤等的贝壳，经煅制粉碎后的灰白细粉（ ）

9. 禾本科植物稻的种仁（ ）

A. 食盐水　B. 生姜汁　C. 甘草水　D. 麻油　E. 米泔水

10. 抑制药物寒性，增强疗效，降低毒性（ ）

11. 除去药物的部分油脂，降低药物辛燥之性，增强补脾和中的作用（ ）

12. 缓和药性，降低毒性（ ）

13. 使药物酥脆，降低毒性（ ）

14. 改变药物性能，增强药物的作用（ ）

（三）X 型题

15. 用炼蜜炮制药物时，可起到如下作用（ ）

A. 协同作用　B. 增效　C. 解毒

D. 缓和药物作用　E. 矫味矫臭

16. 酒的传统名称有（ ）

A. 醇　B. 醑　C. 苦酒　D. 酢　E. 酿

17. 用砂炮制药物时，可起到如下作用（ ）

A. 增强药物补脾止泻作用　B. 增强疗效、便于调剂和制剂

C. 降低毒性　D. 便于去毛

E. 矫臭矫味

18. 用米炮制药物时，可起到如下作用（ ）

A. 增强药物健脾止泻作用　B. 降低药物的毒性

C. 矫正不良气味　D. 防止药物腐烂

E. 引药上行

19. 下列辅料中具有解毒作用的辅料有（　　）

A. 酒　B. 醋　C. 蛤粉　D. 豆腐　E. 蜂蜜

三、名词解释题

1. 中药炮制辅料
2. 酒
3. 醋
4. 蜂蜜
5. 食盐水
6. 生姜汁
7. 甘草汁
8. 黑豆汁
9. 米泔水
10. 胆汁
11. 麻油
12. 稻米
13. 麦麸
14. 白矾
15. 豆腐
16. 土
17. 蛤粉
18. 滑石粉
19. 河砂
20. 朱砂

四、简答题

1. 甘草作为炮制辅料时，为什么能起解毒作用？试述其解毒机制。
2. 简述酒、醋、蜂蜜的性味、功效以及作为炮制辅料的主要作用。

参考答案

一、填空题

1. 液体辅料　固体辅料
2. 春秋战国
3. 主药　辅助　增强疗效　降低毒性
4. 麦麸　白矾　豆腐

5. 甘草汁　生姜汁　醋

6. 酸败　苦酒　醋酸　4% ～ 6%

7. 炙药　浸药

二、选择题

（一）A 型题

1. D　2.B　3.B　4.C

（二）B 型题

5.E　6.B　7.D　8.C　9.A　10.B　11.E　12.C　13.D　14.A

（三）X 型题

15.ABCDE　16.ABDE　17.BCDE　18.ABC　19.BDE

三、名词解释题

1. 是指中药炮制过程中，除主药以外所加入的具有辅助作用的附加物料。它对主药可起协调作用，或增强疗效，或降低毒性，或减少副作用，或影响主药的理化性质。

2. 常用于制药的酒有黄酒、白酒两大类，主要成分为乙醇，同时含有酯类、有机酸类等物质，多用作炙、蒸、煮等辅料。

3. 炮制用醋为食用醋（米醋或其他发酵醋），长时间存放者为陈醋，多用作炙、蒸、煮等辅料。

4. 中药炮制常用的是熟蜜，即将生蜜加适量水煮沸，滤过，去沫及杂质，稍浓缩而成，能与药物起协同作用，增强药物疗效或起解毒、缓和药物性能、矫味矫臭等作用。

5. 为食盐加适量水溶化，经过滤而得的无色、味咸的澄明液体，能引药下行，缓和药物的性能，增强药物的疗效，并能矫味、防腐等。

6. 为姜科植物鲜姜的根茎经捣碎取的汁，或用干姜加适量水共煎去渣而得的黄白色液体，能抑制药物寒性，增强疗效，降低毒性。

7. 为甘草饮片水煎去渣而得的黄棕色至深棕色的液体。

8. 为大豆的黑色种子加适量水煮熬去渣而得的黑色混浊液体。

9. 为淘米时第二次滤出的灰白色混浊液体。

10. 为胡麻科植物脂麻的干燥成熟种子，经冷压或热压法制得的植物油。

11. 为禾本科植物稻的种仁，多用大米或糯米。

12. 为禾本科植物小麦经磨粉过筛后的种皮，呈淡黄色或褐黄色的皮状颗粒。

13. 为大豆种子粉碎后经特殊加工制成的乳白色固体，主含蛋白质、维生素、淀粉等物质。

14. 炮制常用灶心土、黄土、赤石脂，主含硅酸盐、钙盐及多种碱性氧化物。

15. 为帘蛤壳东都文蛤、青蛤等的贝壳，经煅制粉碎后的灰白色粉末。

16. 为单斜晶系鳞片状或斜方柱状的硅酸盐类矿物滑石经精选净化、粉碎、干燥而制得的细粉。

17. 筛选粒度适中均匀的河砂，经去净泥土、杂质后，晒干备用，主要成分为二氧化硅。

20. 为三方晶系硫化物类矿物辰砂，主要成分为硫化汞，系经研末或水飞后的洁净细粉。

四、简答题

1. 答：药物经甘草汁制后能缓和药性、降低毒性。实验证明，甘草对药物中毒、食物中毒、体内代谢物中毒及细菌毒素都有一定的解毒作用。解毒机制认为是甘草甜素对毒物有吸附作用，甘草甜素水解后产生葡萄糖醛酸，能和有羟基或羧基的毒物生成在体内不易吸收的产物，分解物从尿中排出；甘草甜素具有肾上腺皮质激素样的作用，能增强肝脏的解毒功能，从而亦间接起到解毒作用。从实验结果来看，甘草酸解毒作用比单纯的葡萄糖醛酸强，因此可能是上述几个方面的综合作用构成了甘草的解毒机制。

2. 答：酒：酒性大热，味甘、辛；能活血通络，祛风散寒，行药势，矫味矫臭。作为炮制辅料其作用：①有助于有效成分的溶出而增强疗效。②除去某些药物的异味而起到矫味矫臭的作用。

醋：醋性温，味酸、苦；具有引药入肝、理气、止血、行水、消肿、解毒、散瘀止痛、矫味矫臭作用。作为炮制辅料其作用：①使生物碱溶出增加而增效。②杀菌防腐。③解毒。④矫味矫臭等。

蜂蜜：蜂蜜生则性凉，熟则性温，味甘；能解毒、润燥、缓急止痛、矫味矫臭、调和药性。作为炮制辅料其作用：①与药物起到协同作用。②增效。③解毒。④缓和药物作用。⑤矫味矫臭等。

第七章　中药饮片的包装贮藏与质量控制

习　题

一、填空题

1. 一般中药饮片的水分宜控制在______。
2. 生理灰分是指______。
3. 主要化学熏蒸剂有______、______、______。
4. 传统贮存方法有______、______、______、______。

二、选择题

（一）A 型题

1. 中药饮片含杂质的量在什么范围内（　　）
   A. 1% ～ 3%　B. 3% ～ 4%　C. 4% ～ 5%　D. <1%　E. >5%
2. 以下何种不属中药饮片的质量要求（　　）
   A. 水分　B. 灰分　C. 来源　D. 有效成分　E. 净度
3. 除（　　）外均是中药饮片贮存过程中的变异现象。
   A. 风化　B. 发霉　C. 变味　D. 变种　E. 虫蛀
4. 除（　　）外均是中药饮片贮存过程中的环境因素。
   A. 空气　B. 垛高　C. 温度　D. 湿度　E. 日光

（二）B 型题

A. 含生片、糊片不得超过 2%　B. 含生片、糊片不得超过 3%
C. 含生片和完全炭化者不得超过 5%　D. 含未蒸透者不得超过 3%
E. 含未煨透者及糊片不得超过 5%

5. 炒炭品的色泽要均匀，且（　　）
6. 麸炒品的色泽要均匀，且（　　）
7. 蒸制品应色泽黑润，且（　　）
8. 炒焦品的色泽要均匀，且（　　）

9. 煨制品的色泽要均匀，且（　　）

A. 中药对抗　B. 置放磷毒净　C. 气调养护　D. 冲烧　E. 运输污染

10. 属于化学熏蒸法的是（　　）

11. 属于贮存过程中的变异现象的是（　　）

12. 属于现代贮存方法的是（　　）

13. 属于中药饮片变异因素的是（　　）

14. 属于传统贮存方法的是（　　）

(三) X 型题

15. 中药饮片的包装包括（　　）
A. 包装饮片的容器　B. 包装饮片的材料
C. 包装饮片的辅助物品　D. 包装标识
E. 包装封口

16. 中药包装的作用包括（　　）
A. 不受外界空气、水分、光照影响
B. 不被微生物或昆虫侵袭
C. 避免发霉、虫蛀、变色、变味损失
D. 避免饮片粘连、挥发、泛油、风化、潮解
E. 保证饮片质量

17. 常用的饮片包装方法有（　　）
A. 净重称量包装法　B. 毛重称量包装法
C. 容积填充包装法　D. 螺旋充填法
E. 真空充填法

18. 以下对饮片片型要求正确的是（　　）
A. 异形片不得超过 15%
B. 极薄片不得超过标准厚度 0.5mm
C. 薄片、厚片不得超过标准厚度 1mm
D. 段不得超过标准厚度 2mm
E. 丝、块不得超过标准厚度 1mm

19. 中药饮片卫生学检查包括（　　）
A. 细菌总数　B. 霉菌总数　C. 活螨　D. 大肠杆菌　E. 沙门菌

20. 油脂或含油脂的种子发生酸败后产物包括（　　）
A. 游离脂肪酸　B. 过氧化物
C. 低分子醛类　D. 低分子酮类
E. 二氧化硫

21. 饮片中二氧化硫过量可能导致（　　）

A. 诱发呼吸道炎症
B. 造成脑、心、肝等多种器官的损伤
C. 能与维生素、氨基酸和蛋白质反应
D. 破坏营养成分
E. 直接导致人死亡

22. 饮片常见的有害残留物包括（ ）
A. 农药 B. 油脂 C. 有害元素 D. 生物毒素 E. 重金属

三、改错题

1. 气调养护的原理是降氮充氧（ ）
2. 辐射法是 ^{60}Co 放出的 X 射线来杀菌的（ ）
3. 一般炮制品贮存时的相对湿度应为 40% ～ 50%（ ）
4. 中药饮片贮存要做到先进先出，勤通风，勤倒垛，勤检查（ ）
5. 药品内包装材料、容器可随意更改，无需考虑与饮片是否相容（ ）
6. 人参、鹿茸等贵重饮片包装首选用落地式真空包装机进行包装（ ）
7. 单剂量小包装饮片往往采用半自动托盘式包装机（ ）
8. 酸枣仁、决明子饮片包装首选自动颗粒包装机进行包装（ ）

四、名词解释题

1. 发霉
2. 虫蛀
3. 风化
4. 潮解
5. 粘连
6. 挥发
7. 腐烂
8. 冲烧
9. 泛油

五、简答题

1. 净度的含义及不该含有的内容。
2. 简述片形的定义。
3. 简述中药饮片贮藏过程中的变异现象。
4. 中药饮片变异的因素有哪些？
5. 简述泛油的含义。
6. 简述冲烧的含义。

六、问答题

1. 中药饮片贮存的历史是如何划分的？各自以哪些贮存方法为主？
2. 环境因素对中药饮片贮存有哪些影响？
3. 化学熏蒸法有哪些？要点及注意事项是什么？
4. 现代中药饮片的贮存方法及原理是什么？
5. 简述常用饮片内包装和外包装材料。
6. 中药饮片质量要求的核心内容包括哪些？

参考答案

一、填空题

1.7% ～ 13%
2. 将干净而又无任何杂质的炮制品加高热灰化所得的灰分
3. 二氯化硫　氯化苦　磷化铝
4. 通风晾晒　吸湿　密闭　对抗

二、选择题

（一）A 型题

1.A　2.C　3.D　4.B

（二）B 型题

5.C　6.A　7.D　8.B　9.E　10.B　11.D　12.C　13.E　14.A

（三）X 型题

15. ABCDE　16. ABCDE　17.ABCD　18. BCDE　19. ABCDE　20. ABCD
21. ABCD　22. ACDE

三、改错题

1.×　应改为：气调养护的原理是降氧充氮。
2.×　应改为：辐射法是 ^{60}Co 放出的 γ 射线来杀菌的。
3.×　应改为：一般炮制品贮存时的相对湿度应为 60% ～ 70%。
4. √
5.×　应改为：药品内包装材料、容器更改，应根据所选用药包材的材质，做稳定性试验，考察药包材与饮片的相容性。

6. √

7. √

8. √

四、名词解释题

1. 指药物受潮后，在适宜的温度下药物表面或内部霉菌滋生的现象。

2. 指饮片被仓虫蛀蚀的现象。

3. 指某些含结晶水的矿物药，因与干燥空气接触而逐渐失去结晶水，成为粉末的变异现象。

4. 指某些盐类固体药物吸收潮湿空气中的水分，使其表面逐渐溶化成液体状态的变异现象。

5. 指某些熔点比较低的固体树脂类或动物胶类药物，受潮、受热后容易黏结成块。

6. 指某些含挥发油的药物，因受空气和温度的影响及贮存日久，使挥发油散失，失去油润，产生干枯或破裂的现象。

7. 指某些新鲜中药，因受温度、湿度的影响，造成微生物大量繁殖，导致药物酸败、臭腐的现象。

8. 将手插入装药容器中间，检查药材干湿度或有无发热情况，若有发热者，即为冲烧。

9. 又称走油，是指含有挥发油、脂肪油的中药，在温度高、湿度大，同时在空气和日光的条件下，造成油脂外溢，质地返软、发黏、颜色变浑，并发出油败气味的现象。

五、简答题

1. 答：净度是指中药饮片的纯净程度，可以用中药饮片含杂质及非药用部位的限度来表示。中药饮片的净度要求是：不应该含有泥沙、灰屑、霉烂品、虫蛀品、杂物及非药用部位等。

2. 答：片形是饮片的外观形状，根据需要可切成薄片、厚片，或为了美观而切成瓜子片、柳叶片和马蹄片。

3. 答：变异现象主要包括发霉、虫蛀、变色、变味、风化、潮解、粘连、挥发、腐烂、冲烧、泛油。

4. 答：中药饮片变异的因素如下。

（1）基原因素　基原因素主要包括采收、加工、包装、运输。

（2）环境因素　包括光、空气、温度、湿度等。

（3）生物因素　生物因素主要包括微生物、仓虫、仓鼠、鸟类、蛇类等，其中最主要的是微生物和仓虫。

（4）时间因素　时间因素是指药物贮存时间的长短，任何药物都不能长期贮存。

5. 答：泛油又称走油，是指含有挥发油、脂肪油的药物，在一定温度和湿度的情况下，造成油脂外溢，质地返软、发黏、颜色变浑，并发出油败气味的现象，如苦杏仁、桃仁、柏子仁、郁李仁、炒莱菔子、炒酸枣仁等。出现泛油，说明药物的成分已经起变化了，一般不宜药用。

6. 答：冲烧又称自燃，质地轻薄松散的植物药材，如红花、艾叶、甘松等，由于本身干燥不适度，或在包装码垛前吸潮，在紧实状态中细胞代谢产生的热量不能散发，当温度积聚到 67℃以上时，热量便能从中心一下冲出垛外，轻者起烟，重者起火。药材质量也就不复存在了。另有柏子仁也容易产生自燃现象。

六、问答题

1. 答：在不同的时期，有不同的贮藏方法。

（1）传统贮藏保管方法　传统贮存保管方法主要包括通风、晾晒、吸湿、密封、对抗等。传统方法既简单又实用，成本也低，因此，迄今为止仍是广泛应用、最基本的贮存方法。

（2）化学熏蒸法　化学熏蒸法是采用具有挥发性的化学杀虫剂杀虫的一种养护方法，主要包括二氧化硫、氯化苦、磷化铝等。化学熏蒸法虽有一定毒性，但因其都是挥发性物质，控制得好问题不大。因其成本低，设施要求简单，也是目前仍在应用的一个主要方法。但化学熏蒸剂有残留，是最大的缺点。

（3）现代贮藏方法　随着科学的发展，传统贮存方法已逐渐不能适应现代中药事业的需要。所以，许多新技术、新方法也就应运而生，并收到良好效果。现代贮藏方法主要包括气调养护、气幕防潮、环氧乙烷防霉、^{60}Co-γ 射线辐射、低温冷藏、机械吸湿、蒸汽加热、无菌包装等。

2. 答：环境因素对中药饮片贮存的影响如下。

（1）光　光是一种电磁波，根据其波长可分为紫外光、可见光和红外光等。影响药物质量的主要是可见光，也就是日光。药材或饮片经日光照射可发生光化反应：可使颜色渐褪或变色；使具香气中药的气味散失；使中药的氧化变质加快，如含油脂类饮片的酸败等均与光照有关。

（2）空气　中药饮片除非是真空包装，否则都要与空气接触。空气是任何生物赖以生存的必需物质。空气中的氧和臭氧对药物的质变起着重要作用，对于含挥发油、脂肪油、糖类成分的药物可发生氧化、分解、微生物滋生等，进而出现酸败、泛油、泛糖、发霉、虫蛀、变色、变味等异常现象。

（3）温度　温度是药物贮存过程中最为关键的因素之一。一般药物成分在 15 ～ 20℃是比较稳定的，但随着温度的升高，物理、化学及生物变化均可加速。

（4）湿度　空气中的湿度是随季节和晴雨、冷暖而改变的，也是影响药物质量的一个重要因素。湿度过高既可引起药物的物理、化学变化，也可导致微生物的滋生及仓虫的繁殖，会对药物质量造成严重危害。所以，一般中药饮片的绝对含水量应控制为 7% ～ 13%，相对湿度为 60% ～ 70%。

以上环境因素都是相互影响、相互依存、共同发生的，应该全面顾及，严加注意。

3. 答：化学熏蒸法是采用具有挥发性的化学杀虫剂杀虫的一种养护方法。

（1）二氧化硫（sulpur dioxide SO_2）又称亚硫酸酐，为无色气体，具强烈刺激性和臭气，与水反应生成的三氧化硫可使染料脱色，有漂白作用，故熏蒸时空气潮湿是不利的。SO_2 可贮存于钢瓶中直接应用，但药材仓库中大部分是通过燃烧硫黄而获得。SO_2 杀虫效果好。燃点在230℃以上，故须引燃。药材仓库每 $1m^3$ 用硫黄 200 ～ 300g。一般每 100kg 药材用硫黄 400 ～ 500g。

（2）氯化苦（chloropicrin，CCl_3NO_3）为无色油状液体，工业品为淡黄色，有特殊臭气，强烈刺激眼睛黏膜（0.0084mg/L 有察觉，0.016mg/L 可流泪）。氯化苦要放在高处，优点是不燃烧、不爆炸，缺点是药材等对其具有较强的吸附力。特别是潮湿的物体，渗透速度更慢，需时长，因此在温度 25℃以上、相对湿度 >50% 时宜停止熏蒸。一般每 $1m^3$ 堆垛药材用 30g，垛外空间用 10g，可用平皿法、喷洒法等。

（3）磷化铝　是一种新型杀虫剂，商品“磷毒净”（phostoxin）是用磷化铝、氨基甲酸铵及其他赋形剂混合压成直径 20mm、厚 5mm、重 3g 的片剂。磷化铝常温下稳定，但当空气中浓度达 $26g/m^3$ 时，就会自燃和爆鸣。

化学熏蒸法虽有一定毒性，但因其都是挥发性物质，控制得好则问题不大。因其成本低，设施要求简单，也是目前仍在应用的一个主要方法。但化学熏蒸剂有残留，是其最大的缺点。

4. 答：随着科学的发展，传统贮存方法已逐渐不能适应现代中药事业的需要。所以，许多新技术、新方法也就应运而生，并收到良好效果。

（1）气调养护　气调养护是 20 世纪 80 年代兴起的一种新技术，其原理就是降氧充氮，或降氧充二氧化碳。氧气是微生物和仓虫生存的必需条件，而氮气为惰性气体，无毒，无臭；二氧化碳也使仓虫和微生物无法生长。通过降氧充氮，达到杀虫防霉的作用。该法的特点是费用低、不污染环境和药材、劳动强度小、质量好、易管理。气调养护对于保持药材的色泽也是非常有效的方法。

（2）气幕防潮　气幕又称气帘或气闸，是装在库房门上，配合自动门以防止库内冷空气排出库外、库外潮热空气侵入库内的装置，从而达到防潮的目的。实验结果表明，虽在梅雨季节，库内相对湿度和温度仍相当稳定。

（3）环氧乙烷防霉　环氧乙烷是一种气体灭菌杀虫剂，其作用机制是与细菌蛋白分子中氨基、羟基、酚基或巯基中的活泼氢原子起加成反应生成羟乙基衍生物，使细菌代谢受阻而产生不可逆的杀灭作用。其特点是有较强的扩散性和穿透力，对各种细菌、霉菌及昆虫、虫卵均有十分理想的杀灭作用；缺点是残留量大，故通风时间要长，此外易燃。为了克服易燃的缺点，用环氧乙烷与氟力昂按一定比例配合，更安全有效。

（4）^{60}Co-γ 射线辐射　^{60}Co 放出的 γ 射线有很强的穿透力和杀菌能力，是目前较理想的灭菌方法。但需专门设施，不是任何仓库都能用的。该法已成为中药材、饮片和中成药灭菌最实用的方法。

（5）低温冷藏　低温冷藏是利用机械制冷设备降温，抑制微生物和仓虫的滋生和繁殖，从而达到防蛀、防霉的目的。

（6）机械吸湿　机械吸湿是利用空气除湿机吸收空气中的水分，降低库房的相对湿度，也可达到防蛀、防霉的效果。该法费用较低，不污染药物，是一种较好的除湿方法。

（7）蒸汽加热　蒸汽加热是利用蒸汽杀灭中药材及其炮制品中的霉菌、杂菌及害虫的方法，是一种简单、廉价和可靠的灭菌方法。蒸汽灭菌按灭菌温度可分为低高温长时灭菌、亚高温短时灭菌和超高温瞬时灭菌三种方法。目前我国常用的是低高温长时灭菌法。研究显示，采用超高温瞬时灭菌，既能节省能源，又能保留中药成分，都优越得多。超高温瞬时灭菌是将待灭菌物迅速加热到150℃，经2～4秒即完成灭菌。其灭菌的基础是采用气力输送技术与蒸汽灭菌技术相结合，药物在输送过程中即受到高温气体的加热灭菌。由于温度高、时间短，并不影响药效成分，因此，是一种无残毒、低成本的实用灭菌方法。

（8）无菌包装　无菌包装是先将中药材、饮片或其炮制品灭菌，然后装入一个霉菌、杂菌无法生长的容器内，避免了再次污染的机会。在常温下，不需任何防腐剂或冷冻设施，在规定时间内不会发生霉变。一般中药材经灭菌后均有二次污染的可能，而将灭菌与无菌包装结合起来就可防止二次污染。进行无菌包装时要具备三个基本条件：一是包装环境无菌；二是贮存物无菌；三是包装容器无菌。在无菌包装过程中，对产品及容器的灭菌很重要，目前的无菌包装材料多采用聚乙烯。聚乙烯不适用于蒸汽灭菌，最宜环氧乙烷混合气体灭菌。

5. 常用饮片内包装材料有塑料类，如药用低密度聚乙烯、药用高密度聚乙烯、聚丙烯、牛皮纸袋、复合膜、滤纸袋、纱布袋、无纺布、玻璃、铝箔，也可以由两种或两种以上的材料复合或组合而成，如铝塑膜等。常用的外包装材料有塑料编织袋、纸箱、木箱、布袋、木桶等。

6. 饮片质量要求的核心内容是饮片的“安全性”和“有效性”。

（1）安全性质量控制　①饮片纯净度检查，包括净度、灰分、酸不溶性灰分、水分等；②有害物质限量检查，包括有机氯、磷等农药残留，重金属、砷盐、二氧化硫残留量、黄曲霉毒素、卫生学检查；③有毒物质含量，包括饮片所含毒性成分的含量测定。

（2）有效性质量控制　主要是对浸出物含量、有效成分的含量测定、指纹图谱与特征图谱进行控制。

第八章 中药饮片生产管理

习 题

一、填空题

1. 中药饮片的管理包括______、______、______、______、______等方法。
2. 制作中药饮片的原料是______。
3. ______是生产中药饮片的场所。
4. 中药饮片厂建设应避开的区域有______、______、______、______、______。

二、选择题

（一）A 型题

1. 中药饮片生产企业要实施（　　）
   A. GAP 认证　B. GSP 认证　C. GMP 认证　D. GCP 认证　E. GLP 认证
2. 为使中药饮片微生物含量达到规定的限量标准，须进行的生产工艺是（　　）
   A. 灭菌　B. 干燥　C. 炮炙　D. 切制　E. 净制
3. 以下属于净制设备的是（　　）
   A. 自动控温电热炒药机　B. 蒸煮罐
   C. 往复式切药机　D. 真空包装机
   E. 筛选机
4. 应设置专库或专柜的是（　　）
   A. 毒性药材　B. 动物类药材
   C. 植物类药材　D. 矿物药材
   E. 菌类药材

（二）X 型题

5. 中药饮片厂选址应符合（　　）
   A. 周围无污染源　B. 交通、通讯便利

C. 有良好的水电供应　　D. 应避开洪涝区
E. 有发展余地
6. 饮片厂三废包括（　　）
A. 废气　　B. 废水　　C. 固体废弃物　　D. 发霉饮片　　E. 变质饮片
7. 饮片厂环境保护设计要求环保设施与主体工程（　　）
A. 同时设计　　B. 同时施工　　C. 同时投产　　D. 先后开展　　E. 逐项开展

三、改错题

1. 中药饮片厂宜建在石矿区（　　）
2. 中药材与中药饮片无须分别设库（　　）
3. 葛玄是中药材加工炮制的创始人（　　）
4. 饮片厂的环境和卫生与饮片质量关系不大（　　）
5. 为确保饮片厂交通便利，宜在繁华市区或交通要道附近建厂（　　）
6. 洗药时可采用高压水喷淋的方法（　　）
7. 减压、冷浸、加热等技术处理可使药材在最短时间内“药透水尽”（　　）

四、名词解释题

1. 中药饮片厂
2. 中药饮片企业的管理
3. 目标管理
4. 人才管理
5. 工艺管理
6. 质量管理
7. 设备管理

五、简答题

1. 简述中药饮片车间设计的要求。
2. 简述中药饮片厂建设的基本要求。

六、问答题

1. 叙述中药饮片工业改革的思路和方向。
2. 中药饮片厂技术力量的设计包括哪些内容？

参考答案

一、填空题

1. 目标管理　人才管理　工艺管理　质量管理　设备管理
2. 中药材
3. 中药饮片厂
4. 地震多发区　洪涝区　石矿区　机场、电台　名胜、文物区

二、选择题

(一) A 型题

1.C　2.A　3.E　4.A

(二) X 型题

5.ABCDE　6.ABC　7.ABC

三、改错题

1.×　应改为：中药饮片厂不宜建在石矿区。
2.×　应改为：中药材与中药饮片应分别设库。
3.√
4.×　应改为：饮片厂的环境和卫生与饮片质量关系密切。
5.×　应改为：饮片厂不宜在繁华市区或交通要道附近。
6.√
7.√

四、名词解释题

1. 是生产中药饮片的场所。

2. 是对饮片企业生产经营活动进行计划、指挥、协调和控制等一系列管理活动的总称。

3. 是根据上级要求及企业的实际情况，制定一定时期的总目标，并分级落实到各部门和人员，确定各部门及个人目标，以及为实现目标而展开的一系列组织、激励和控制等活动的科学管理方法。

4. 对技术人员培训、科技人员的合理使用、职工工作质量及素质提高等方面的管理。

5. 是对生产工艺流程的管理。

6. 指对确定和实现质量要求（质量标准）所必需的全部职能和活动的管理。

7. 是对机械设备的选购使用、维修保养、更新改造等方面的管理。

五、简答题

1. 答：饮片车间设计应符合厂房建筑、生产工艺、设备的安装与检修、安全技术等方面的要求。

2. 答：基本要求：①自然条件好。②有发展的余地。③便于合理安排。④条件便利：交通、通讯便利，有良好的水、电供给。

应避开区域：①地震多发区；②洪涝区；③石矿区；④机场、电台；⑤名胜、文物区。

六、问答题

1. 答：饮片工业的改革可从下面几个方面进行。

（1）制定中药饮片质量标准　饮片的质量标准可从下面几方面进行研究：①净度标准。②水分标准。③色泽气味标准。④片型及破碎度标准。⑤有效成分含量及有毒成分限量标准。⑥重金属含量。⑦农药残留量测定。⑧微生物检测。⑨毒性及刺激标准。⑩指纹图谱相似度测定。

配发统一的标准中药饮片样品、标准生药标本，配发标准饮片彩色图谱、标准色谱，供中药饮片生产及鉴定作对照。饮片厂建立质量检查监督制度。

同时，饮片工业的生产应与炮制研究紧密结合，使炮制的科研成果迅速转化为生产力，促进饮片工业的发展。

（2）片型和包装的规范化　目前饮片片型大小相差太大，机械分装不易准确，不利于配方，应改进切制机械，使成为大小均匀的饮片或颗粒，便于电脑配方。

饮片按剂量包装，分大、中、小三种规格。大规格为 10 ～ 50kg，中规格为 1 ～ 10kg，小规格为一至数克。

（3）饮片工业的机械化和现代化　按照 GMP 的要求，研制开发适应各种饮片加工的智能化生产设备，并实行净制、切制到炮制、包装的连续化操作。

2. 答：技术力量的设计就是对科学技术的计划使用、协调、控制的统筹规划。要大力开展生产技术的研究，解决各种技术生产难题；积极开展科学研究，不断开发新产品；建立和健全企业技术管理体系和网络；建立和健全技术档案工作；正确处理技术与人的关系，充分发挥工程技术人员的能动作用。企业还要进行产品、工艺改造，合理利用资源，采取智力开发、全员培训等措施，充分调动技术力量，使企业获得最佳的经济效益和社会效益。

第九章 净选加工

习 题

一、填空题

1. 净选加工的目的是：______、______、______、______。

2. 分离和清除非药用部位的方法有______、______、______、______、______、______、______、______、______、______、______、______。

3. 去皮壳的药物大致有______、______、______三类。

4. 去除杂质的方法有______、______、______、______等几种。

5. 艾叶经______加工后，便于配制成艾条，茯神、茯苓经______加工后增强宁心安神的作用，灯心草经______加工后，有清热解毒的作用；竹茹、谷精草等经______加工后便于调剂、制剂。

6. 按传统习惯净选加工时，可将当归分为______、______、______、______等几个部位分别入药。

7. 古人对中药非药用部位论述是：去心者______，去芦者______，去皮者______，去核者______，去瓤者______。

8. 应该分离和清除非药用部位的药物

（1）茵陈、卷柏、石斛应去______，龙胆、威灵仙、秦艽应去______，麻黄须______。

（2）杜仲、厚朴、黄柏应去______，北沙参、明党参应去______，草果、益智仁、石莲子、桃仁应去______。

（3）鹿茸毛应______，枇杷叶、石韦叶毛应______，骨碎补、狗脊绒毛应______，金樱子内部绒毛应______，香附表面黄棕色毛应______。

（4）巴戟天、地骨皮、白鲜皮应去______，莲子应______，远志可以不去______。

（5）乌梅、山茱萸应去______，枳壳应去______，五味子、辛夷、密蒙花、侧柏叶应去______，斑蝥、青娘子应去______，蛤蚧应去______，蜈蚣须去______。

9. 碾捣法主要用于______、______、______药物的加工，制绒的目的是______或______，揉搓适于______的药物，拌衣常用的辅料是______和______。

10. 藕的全株净选修治可分离出的药用部位有______、______、______、______、______。

11. 净选去心操作是指除去药物的______或______而言。

12. 去除非药用部位时，“去毛”是主要操作之一，传统去毛方法主要有______，______，______，______，______。

二、选择题

(一) A 型题

1. 去芦的药物有（　　）
   A. 党参　B. 补骨脂　C. 麦冬　D. 五味子　E. 木通
2. 去瓤的药物有（　　）
   A. 栀子　B. 山楂　C. 枳壳　D. 槟榔　E. 川楝子
3. 莱菔子、车前子除去杂质常用的方法是（　　）
   A. 挑选　B. 风选　C. 水选　D. 洗法　E. 漂法
4. 昆布、海藻类药物除去杂质的常用方法是（　　）
   A. 筛选　B. 挑选　C. 风选　D. 浸漂　E. 水选
5. 传统理论认为山茱萸“去核”的目的是（　　）
   A. 免滑　B. 免吐　C. 免泻　D. 免痛　E. 免烦
6. 不去毛的药物有（　　）
   A. 金樱子　B. 石韦　C. 麦冬　D. 骨碎补　E. 香附

(二) B 型题

A. 去皮　B. 去心　C. 去核　D. 去毛　E. 去芦

7. 厚朴、杜仲净制应（　　）
8. 麦冬、巴戟天净制应（　　）

A. 刮去毛　B. 刷去毛　C. 烫去毛　D. 挖去毛　E. 撞去毛

9. 枇杷叶、石韦净制应（　　）
10. 骨碎补、狗脊净制应（　　）
11. 鹿茸净制应（　　）
12. 香附净制应（　　）
13. 金樱子净制应（　　）

A. 去核　B. 去瓤　C. 去枝梗　D. 去残根　E. 去残茎

14. 辛夷净制应（　　）
15. 马鞭草净制应（　　）

16. 山茱萸净制应（ ）
17. 丹参净制应（ ）

A. 去栓皮 B. 去表皮 C. 去果壳 D. 去果核 E. 去木质部
18. 肉桂净制时应（ ）
19. 乌梅净制时应（ ）

A. 挑选 B. 筛选 C. 水选 D. 风选 E. 磁选
20. 去除枸杞子中的霉变品（ ）
21. 去除苏子中的瘪子（ ）
22. 将延胡索大小分档（ ）
23. 去除炮制品中的辅料（ ）

A. 风选 B. 水选 C. 磁选 D. 挖 E. 剥
24. 去除青葙子残留的果皮（ ）
25. 乌梅、昆布净制时应采用（ ）
26. 去除昆布的盐分（ ）
27. 苏子、车前子净制时应采用（ ）

A. 淫羊藿 B. 骨碎补 C. 甘草 D. 麻黄 E. 百合
28. 净选时主要去毛的是（ ）
29. 炮制后增强补肾阳作用的是（ ）

(三）X 型题

30. 净选时需去心的药材有（ ）
A. 巴戟天 B. 白鲜皮 C. 莲子 D. 远志 E. 连翘
31. 入汤剂需去皮毛的药物是（ ）
A. 狗脊 B. 石韦叶 C. 马钱子 D. 枇杷叶 E. 金樱子
32. 采取胰脏净制法除去某些动物的残肉筋膜时的条件是（ ）
A. pH 值 6.0 ～ 8.4 B. 恒温水浴 35 ～ 40℃
C. 时间 12 ～ 16 小时 D. 用猪胰脏绞碎
E. 取滤汁配成约 5% 的溶液
33. 需要研捣后才能供配方的药物是（ ）
A. 矿物类 B. 甲壳类 C. 果实种子类 D. 动物类 E. 藤木类
34. 其他加工的方法包括有（ ）
A. 碾捣 B. 拌衣 C. 去残肉 D. 制绒 E. 去核
35. 须除去残根的药物有（ ）

A. 石斛　　B. 藕节　　C. 茵陈　　D. 芦根　　E. 荆芥

三、改错题

1. “芦头”一般是指药物的根茎、叶基等部位（　　）
2. 风选是根据药物和杂质体积大小不同，借风力将杂质除去（　　）
3. 中药去毛主要是因为其生长的绒毛能刺激人的咽喉引起咳嗽或其他有害作用（　　）
4. 朱砂衣的作用是为了使药物表面美观（　　）
5. 漂的主要目的是使中药材吸附一定量的水分，便于切制（　　）
6. 动物或昆虫类药物去头尾足翅的主要目的是分离不同的入药部位（　　）
7. 药用茎或根茎部分的药物一般要除去主根、支根、须根等非药用部位（　　）
8. 石斛、荆芥、马齿苋、龙胆、威灵仙和秦艽均需去残茎（　　）
9. 枳壳、山茱萸、乌梅均需去核后应用于临床（　　）
10. 药物经制绒、拌衣和揉搓等简单加工处理后，便于调配和煎熬（　　）
11. 枳壳，通常用果肉不用瓤，但据研究认为瓤可不去，随果肉一起入药（　　）

四、名词解释题

1. 净制
2. 分档
3. 摘
4. 揉
5. 擦
6. 砻
7. 去残根
8. 去残茎
9. 去瓤

五、简答题

1. 简述净选加工的目的及常用的方法。
2. 简述多种药筛的规格及适应药物。
3. 简述中药非药用部位包括的内容。
4. 简述桔梗入药不需去皮的原因。
5. 简述莲子去心的方法及心和肉分别入药的原因。
6. 麻黄可分离成哪些药用部位？各部位功效有何不同？
7. 莲子可分离成哪些药用部位？各部位处方名是什么？
8. 茯苓可分离成哪些药用部位？各部位处方名是什么？
9. 去毛的方法有哪几种？举例说明。

六、问答题

1. 何谓去茎与去根？举例说明。

2. 试述对古人“去皮免损气”“毛射人肺，令人咳不已”“去心免烦”“去芦免吐”“去核免滑”“去瓤免胀”理论的现代看法。

3. 去皮壳的药物主要有哪几类？请举例说明。

4. 龟甲、鳖甲净制去残肉的方法，现代研究认为可以用胰脏净制法。请说明其加工原理。

参考答案

一、填空题

1. 分离药用部位　进行分档　除去非药用部分　除去泥砂杂质及虫蛀霉败品

2. 去根去茎　去皮壳　去毛　去心　去芦　去核　去瓤　去枝梗　去头尾足翅　去残肉　去杂质　去霉败品

3. 皮类药物　根及根茎类药物　果实及种子类药物

4. 挑选　筛选　风选　水选

5. 制绒　朱砂拌衣　青黛拌衣　搓揉

6. 全当归　当归头　当归身　当归尾

7. 免烦　免吐　免损气　免滑　免胀

8.（1）残根　残茎　分离茎和根

（2）栓皮　根皮　果壳或果皮

（3）燎去　刷去　烫去　挖去　撞去

（4）心　分离心和肉　心

（5）核　瓤　枝梗　头、足、翅　鳞片、头、足　头、足

9. 矿物类　甲壳类　果实种子类　缓和药性　便于应用　某些质地松软而呈丝条状朱砂　青黛

10. 莲子肉　莲子心　莲须　荷叶　藕节

11. 木质部　种子胚芽

12. 刷去毛　燎去毛　烫去毛　挖去毛　撞去毛

二、选择题

（一）A 型题

1.A　2.C　3.B　4.D　5.A　6.C

（二）B 型题

7.A　8.B　9.B　10.C　11.A　12.E　13.D　14.C　15.D　16.A　17.E　18.A　19.D　20.A　21.D　22.B　23.B　24.A　25.B　26.B　27.A　28.B　29.A

（三）X 型题

30.ABE　31.ABE　32.BCD　33.ABC　34.ABD　35.ABCDE

三、改错题

1. √
2. √
3. √
4.×　应改为：拌朱砂衣的作用是为了增强药物宁心安神的作用。
5.×　应改为：洗、漂的主要目的是使中药材洁净。
6.×　应改为：动物或昆虫类药物去头尾足翅的主要目的是去除有毒部分或非药用部分。
7. √
8.×　应改为：石斛、荆芥、马齿苋均需去残根，龙胆、威灵仙和秦艽均需去残茎。
9.×　应改为：山楂、山茱萸、乌梅均需去核后应用于临床。
10.×　应改为：药物经制绒、拌衣和揉搓等简单加工处理后，便于调配和制剂。
11. √

四、名词解释题

1. 是药材在切制、炮炙或调配、制剂前，选取规定的药用部分，除去非药用部位、杂质灰屑等霉变品、虫蛀品等，使其达到净度标准的炮制方法。

2. 为了便于炮制，把药物按大小、粗细进行归类的操作。

3. 是将根、茎、花、叶类药物放在竹匾内，用手或剪刀将其不入药的残基、叶柄、花蒂及须髭等摘除，使之纯净。

4. 是将药物放在大眼篾筛上，用手轻轻揉搓使碎后，再通过筛簸，以除去筋膜杂质，如桑叶、马兜铃等。

5. 是用两块木块，将药物放在中间反复摩擦，或放入石臼用木棍轻轻擦动，以除去外皮和硬刺。

6. 是用石磨（垫高磨芯）或竹木制成的推子，将药物放入穴中，推动磨，磨去药物杂质或非药用部分，而不致将肉仁磨碎。

7. 用茎或根茎的药物须除去非药用部位的残根，一般指除去主根、支根、须根等非药用部位，常用于荆芥、麻黄、薄荷、黄连、芦根、藕节、马齿苋、马鞭草、泽兰、茵陈、益母草、瞿麦等。

8. 用根的药物须除去非药用部位的残茎，如龙胆、白薇、丹参、威灵仙、续断、秦艽、广豆根、柴胡等。

9. 有些果实类药物，须去瓤用于临床。药材去瓤，历代品种并不多，有枳实（汉代）、枳壳（唐代）、青皮、木瓜、罂粟壳（宋代）、臭橙（明代）等。

五、简答题

1. 答：净选加工是中药炮制的第一步，其主要目的：①分开药用部位，使作用不同的部位分别应用，使之更好地发挥疗效；②将药物进行分挡，使其在水处理和加热过程中分别处理，达到均匀一致：③除去非药用部位，使用药剂量准确或减少服用时的副作用；④除去泥砂杂质及虫蛀霉变品，保证药物符合用药的净度。

采用的方法：挑选、筛选、风选和水选。

2. 答：筛选的方法，传统均使用竹筛、铁丝筛、铜筛、蓖筛、麻筛、马尾筛、绢筛等。传统用的各种筛规格如下。

（1）竹筛　根据底部孔眼大小不一，以孔的大小可分为大眼筛、中眼筛、小眼筛、细眼筛；另有大眼圆孔或六角形孔眼筛（俗称半夏筛）。

（2）龟板筛　用于筛体积较大的药物。

（3）罗筛　以密度可分马尾筛、铁丝纱罗、细罗，此外还有头罗筛、二罗筛；供筛细粉用。一般用来筛去细小种子类的杂质，或凡药物研粉，如需细净者。

（4）套筛　用套筛的目的，主要使研细的粉末不致飞扬。目前，常用的药筛规格有菊花筛、元胡筛、中眼筛、紧眼筛、小紧眼筛、1 号罗、2 号罗。但传统筛选，系手工操作，效率不高，劳动强度大，同时存在粉尘污染问题，因此现代多用机械操作，主要有振荡式筛药机和小型电动筛药机。

3. 答：（1）残根和残茎。

（2）皮壳包括树皮类的栓皮、根和根茎类的表皮、果实种子类的果壳或果皮或种皮。

（3）毛，包括药物表面或内部的绒毛。

（4）心，包括根类药物的木质部和种子的胚芽。此外，芦头、果核、果瓤、枝梗、动物类或昆虫类药物的头尾足翅和某些动物类药物的残肉筋膜，均是非药用部位。

4. 答：根据现代研究结果证明：在小白鼠和家兔的溶血、毒性和祛痰实验中，带皮桔梗与去皮桔梗的溶血指数相同，均无明显毒性反应。带皮桔梗具有明显的祛痰作用，与去皮桔梗相似或略强。临床应用带皮桔梗未见不良反应，故认为桔梗入药不需去皮。

5. 答：去心的方法：莲子在产地趁鲜用竹签插出莲子心，晒或烘干，莲子肉仍保持整粒出售。莲子心能清心热，而莲子肉能补脾涩精，作用不一样，故须分别入药。

6. 答：根与茎。根为收敛止汗药，茎为辛温解表药。

7. 答：子叶及带胚根的幼叶，子叶称莲子肉，带胚根的幼叶称莲子心。

8. 答：茯苓的药用部位包括黑色外皮、白色菌核、赤色菌核、抱有松根的菌核或把根单独使用，分别称为茯苓皮、茯苓（或白茯苓）、赤茯苓、茯神、茯神木。

9. 答：不同的药物，可分别采取以下方法。

（1）根茎类药材的去毛　某些根茎类药材如骨碎补、香附、知母等表面具毛，按规定须除去，可用砂烫法烫至鼓起，撞去毛。

传统方法：用敞口锅以砂烫法将药材烫至鼓起、毛焦时，放冷装入布袋，拉住二头来回不停地抽动，或用竹篓（放入少许瓷片）撞去绒毛，待其表面茸毛在撞击中被擦净时，取出过筛。

现代方法：可用转筒式炒药机砂烫法，即将炒药机内投入适量河砂预热，投入药材炒至鼓起，此时由于转锅带动河砂与药材快速均匀地磨擦，待茸毛被擦净时，取出过筛。

（2）叶类药材的去毛　部分叶类药材如枇杷叶、石韦等，其下表面密被绒毛，按规定须除去。

传统方法：将枇杷叶、石韦等逐张用棕刷刷除绒毛，洗净，润软，切丝，干燥。一般用于少量者。

现代方法：现大量生产，可将枇杷叶、石韦等润软、切丝，入筛箩内（约装大半箩），置水池中，加水至药面，先用光秃的竹扫帚用力清扫数分钟，再加水冲洗，同时仍用竹扫帚不停地搅拌清扫，如此反复一次，至水面无绒毛飘起时捞出，干燥。

（3）果实类药材的去毛　金樱子，在果实内部生有淡黄色绒毛，本品在产地加工时，纵剖成二瓣。用手工工具挖净毛核，有去不净的毛或完整的果实，须再进行加工处理。

传统方法：将金樱子用水稍浸后润软（完整的须切开），挖净毛和核，洗净后晒干。

现代方法：可将金樱子用清水淘洗，润软，置切药机上切 2mm 厚片，筛去已脱落的毛、核，置清水中淘洗，沉去种核，捞出干燥。或将浸泡至七八成干的金樱子置碾盘上，碾至花托全破开，瘦果外露时，置筛孔直径为 0.5cm 的筛子里进行筛选，可除去 95% 绒毛及瘦果，晒干，再进行筛选即可。

（4）其他类药材去毛　如鹿茸，先用瓷片或玻璃片将其表面绒毛基本刮净后，再用酒精燃着火将剩余的毛燎焦，注意不能将鹿茸燎焦。

六、问答题

1. 答：去根去茎主要如下。

（1）去残根　用茎或根茎的药物须除去非药用部位的残根，一般指除去主根、支根、须根等非药用部位，常用于石斛、荆芥、麻黄、薄荷、黄连、芦根、藕节、马齿苋、马鞭草、泽兰、茵陈、益母草、瞿麦等。

（2）去残茎　用根的药物须除去非药用部位的残茎，如龙胆、白薇、丹参、威灵仙、续断、防风、秦艽、广豆根、柴胡等均须除去残茎，使药纯净。

柴胡根、茎、叶的化学成分不完全相同，根含皂苷，具有解热、镇痛、镇静、抗炎等作用；茎叶不含皂苷，无根的作用，但挥发油含量为根的 3 倍。因此，柴胡只用根入药是合理的。另外，同一植物根、茎均能入药，但两者作用不同，须分离，分别入药。

如麻黄根能止汗，茎能发汗解表，故须分开入药。

制作：一般采用剪切、搓揉、风选、挑选等。

2. 答："去皮免损气"，需去药物的根皮、栓皮、果皮和种皮。现代认为：①除去非药用部位，即根皮、栓皮、果皮、种皮是无药效或有刺激性、有毒性的部位，应除去，以保证用药剂量准确、临床疗效安全。如厚朴、明党参、使君子、桃仁除去非药用部分，苦楝根皮、雷公藤皮有毒应除去。②分离不同部位，如花椒果皮温中散寒止痛、杀虫，种子（椒目）利水、平喘，作用不一，应分别入药。③作用一致可不去，如砂仁壳、仁的有效成分、药理作用及临床疗效一致可不去。

"毛射人肺，令人咳不已"，即要除去药物表面或内部密生的绒毛。现代认为，大多数药物中的绒毛，服用后均能刺激咽喉引起咳嗽或其他有害作用，故须除去，消除其副作用，如鹿茸要燎去毛、狗脊烫去毛、金樱子挖去毛、枇杷叶刷去毛等。但有时绒毛在煎煮过程中不易脱落，故在汤剂或制膏原料中不存在绒毛，就不致刺激咽喉引起咳嗽，可以不去，如枇杷叶在原粉入药时须刷去绒毛，而在入汤剂或作膏剂原料时不用去毛，只需加强过滤即可，可省去这道繁琐的工序。

"去心免烦"，即要去掉根类药物的木质部和种子的胚芽。现代认为：①除去非药用部分，如巴戟天木质心无效，而且占相当重量，故须产地趁鲜将心除去，以保证调剂用量准确。②作用不同应分离，如莲子心（胚芽）清心热、莲子肉补脾涩精，作用不一，分别入药。作用一致则不去，如远志，木质心的毒性或溶血作用均小于远志皮，同样有镇静、祛痰作用，有效成分与远志皮也一致，且抽去木心较为费工，因此可以不去心入药。

"去芦免吐"，即要除去药物的根头、根茎、叶茎等部位。现代认为，芦是非药用部位，应除去。但经研究发现，有些药物，芦并不是无效部位，且又无副作用，毒副作用也低，疗效与其根作用一致，应该不去芦入药，如人参、桔梗等。

"去核免滑"，即将果实类药物的核或种子除去。现代认为，大多数核为非药用部分，无疗效，分量重，应去掉，以保证用药剂量准确，如乌梅、山茱萸等。但也有个别的核，如五味子核可用来提五仁醇，降低转氨酶，因此可以不去核。

"去瓤免胀"，即除去果实类药物的瓤，再用于临床。现代认为，果瓤确为非药用部位，可以除去，如枳壳果瓤中不含挥发油等成分，用小刀挖去瓤入药，以洁净药物。

3. 答：药材的去皮包括几个方面，有皮类药材去除其栓皮，根及根茎类药材去除其根皮，果实、种子类药材去除其果皮或种皮，并非指同一物质。

制作：去皮壳的方法因药物不同而异，树皮类药物，如厚朴、杜仲、黄柏、肉桂等可用刀刮去栓皮、苔藓及其他不洁之物；果实类药物，如益智、白果、大风子、榧子、巴豆、白果、使君子等，可砸破皮壳，去壳取仁；种子类药物，如苦杏仁、桃仁等，可用焯法去皮。有些药物多在产地趁鲜去皮，如知母、桔梗（传统要求桔梗去"浮皮"后入药）等。若不趁鲜及时去皮，干后不易除去。

4. 答：加工原理：胰脏分泌胰酶（胰蛋白酶、糜蛋白酶、胰淀粉酶和胰脂肪酶）。其中胰蛋白酶在适宜的条件下（温度40℃，pH8.0～8.4，糜蛋白酶要求pH8.0），对不同形式的肽链发生水解作用，使蛋白质水解成氨基酸和多肽。而龟甲上的残肉、残皮含有丰富的蛋白质，可被胰酶水解而除去。方法优点包括产品色泽好、无残肉、易裂开、胰脏易得、设备简单、操作方便、成本低、时间短。

第十章 饮片切制

习 题

一、填空题

1. 凡是直接______或______用的所有药物，统称为饮片。

2. 饮片切制的目的在于______、______、______、______、______。

3. 水处理软化药材的原则为______、______。

4. 常用的水处理方法包括有______、______、______、______、______。

5. 检查药材软化程度的方法主要有______、______、______、______等，其中______适用于______；______适用于______；______适用于______；______适用于______。

6. 剁刀式切药机适宜于______药材的切制，不适宜于______药材的切制。

7. 人工干燥的温度，一般药物以不超过______为宜，含芳香挥发性成分的药材以不超过______为宜。

8. 干燥后的饮片含水量应控制在______为宜。

9. 在中药切制过程中所有______、______的饮片，都称为败片，主要包括有______、______和______等。

二、选择题

（一）A 型题

1. 最早记载中药饮片切制用语的专著是（　　）

A.《五十二病方》　B.《神农本草经》

C.《雷公炮炙论》　D.《武林旧事》

E.《伤寒六书》

2. 饮片切制的目的是（　　）

A. 利于矫味　B. 利于矫臭

C. 利于引药上行　D. 降低毒性

E. 利于制剂

3. 常用水处理软化药材的方法有（　　）
A. 水飞法　B. 淋法　C. 干馏法　D. 提净法　E. 制霜法
4. “抢水洗”又称作（　　）
A. 淋法　B. 淘洗法　C. 泡法　D. 漂法　E. 润法
5. 穿刺法适用于检查哪种药材的软化程度（　　）
A. 长条状药材　B. 团块状药材
C. 粗大块状药材　D. 不规则的根与根茎类药材
E. 粗颗粒状药材
6. 薄片的厚度为（　　）
A. 0.5mm 以下　B. 0.5 ～ 1mm　C. 1 ～ 2mm　D. 2 ～ 3mm　E. 2 ～ 4mm
7. 中药段的厚度为（　　）
A. 4 ～ 6mm　B. 5 ～ 8mm　C. 6 ～ 10mm　D. 10 ～ 15mm　E. 15 ～ 20mm
8. 饮片“伤水”，易导致（　　）
A. 败片　B. 翘片　C. 变色与走味　D. 油片　E. 发霉
9. 剁刀式切药机不适宜切制的药材是（　　）
A. 根茎类　B. 全草类　C. 颗粒类　D. 皮类　E. 叶类
10. 黄芩用冷水软化切片变质的标志是（　　）
A. 变红　B. 变紫　C. 变绿　D. 变黄　E. 变黑

（二）B 型题

A. 淋法　B. 淘洗法　C. 泡法　D. 漂法　E. 浸润法
11. 龙胆、五加皮切制前采用的水处理方法为（　　）
12. 川乌、半夏切制前采用的水处理方法为（　　）
13. 三棱、天花粉切制前采用的水处理方法为（　　）
14. 薄荷、荆芥切制前采用的水处理方法为（　　）
15. 郁金、枳壳切制前采用的水处理方法为（　　）

A. 弯曲法　B. 手捏法　C. 指掐法　D. 穿刺法　E. 剖开法
16. 白术、泽泻软化程度的检查方法为（　　）
17. 白芍、山药软化程度的检查方法为（　　）
18. 黄芩、槟榔软化程度的检查方法为（　　）
19. 大黄、虎杖软化程度的检查方法为（　　）
20. 川乌、草乌软化程度的检查方法为（　　）

（三）X 型题

21. 饮片切制的目的是（　　）
A. 利于炮炙　B. 利于有效成分煎出

C. 利于鉴别　　D. 利于贮存
E. 利于调配制剂
22. 水处理药材的物理过程分为（　　）
A. 浸润　　B. 渗出　　C. 溶解　　D. 扩散　　E. 置换
23. 药材常用的水处理方法有（　　）
A. 泡法　　B. 润法　　C. 水飞法　　D. 淋法　　E. 提净法
24. 药材软化程度的检查方法为（　　）
A. 弯曲法　　B. 口尝法　　C. 穿刺法　　D. 指掐法　　E. 手捏法
25. 宜阴干、不宜曝晒的药材有（　　）
A. 含生物碱类药材　　B. 含挥发油类药材
C. 含蛋白质类药材　　D. 黏液质含量较高的药材
E. 受日光曝晒易变色的药材

三、改错题

1. 剁刀式切药机适宜于全草类药材的切制（　　）
2. 段的长度为 8 ～ 15mm（　　）
3. 黄芩宜采用浸润法软化（　　）
4. 色泽类药材宜采用日晒法和烘焙法进行干燥（　　）
5. 人工干燥的温度一般以不超过 50℃为宜（　　）
6. 饮片一词最早见于《神农本草经》（　　）
7. 薄荷宜采用泡法进行软化处理（　　）
8. 不规则药材软化程度检查方法以指掐法为佳（　　）
9. 全草类和叶类药材饮片的固定包装量为 10 ～ 15kg 一件（　　）
10. 翘片是因为药材软化时，内部含水分过少所致（　　）

四、名词解释题

1. 饮片切制
2. 趁鲜切制
3. 润法
4. 弯曲法
5. 剖开法
6. 极薄片
7. 细丝
8. 败片
9. 油片

五、简答题

1. 简述饮片切制的目的。
2. 简述常见的饮片类型及其规格。
3. 简述润法具体包括的方法。
4. 简述中药包装的目的。

六、问答题

1. 药材软化程度的检查方法有哪些？各适用于哪类药材？
2. 败片的类型有哪些？造成败片的主要原因是什么？

参考答案

一、填空题

1. 供中医临床调配处方　中成药生产
2. 便于成分的煎出　利于炮炙　利于调配和制剂　便于鉴别　利于贮存
3. 少泡多润　药透水尽
4. 淋法　淘洗法　泡法　漂法　润法
5. 弯曲法　指掐法　穿刺法　手捏法　弯曲法　长条状药材　指掐法　团块状　穿刺法　粗大块状　手捏法　不规则的根和根茎类药材
6. 全草类　颗粒类
7. 80℃　50℃
8. 7% ～ 13%
9. 不符合切制规格　片型标准　连刀片（拖胡须）　掉边（脱皮）与炸心片　皱纹片（鱼鳞片）

二、选择题

（一）A 型题

1.A　2.E　3.B　4.B　5.C　6.C　7.D　8.B　9.C　10.C

（二）B 型题

11.B　12.D　13.C　14.A　15.E　16.C　17.A　18.B　19.D　20.E

（三）X型题

21. ABCDE 22. ACD 23. ABD 24. ACDE 25. BE

三、改错题

1. √
2. × 应改为：段的长度为10～15mm。
3. × 应改为：黄芩应采用蒸润法软化。
4. √
5. × 应改为：人工干燥的温度以不超过80℃为宜。
6. × 应改为：饮片一词最早见于《伤寒六书》。
7. × 应改为：薄荷宜采用淋法进行软化处理。
8. × 应改为：不规则药材软化程度检查方法以手捏法为佳。
9. √
10. × 应改为：翘片是因为药材软化时，内部含水分过多所致。

四、名词解释题

1. 将净选后的药物进行软化，再切成一定规格的片、丝、块、段等炮制工艺。

2. 是指将新鲜的药材在产地直接切成所规定的饮片。

3. 是把泡、洗、淋过的药材，用适当器具盛装，或堆积于润药台上，以湿物遮盖，或继续喷洒适量清水，保持湿润状态，使药材外部的水分徐徐渗透到药物组织内部，达到内外湿度一致，利于切制。

4. 药材软化后握于手中，大拇指向外推，其余四指向内缩，以药材略弯曲，不易折断为合格。

5. 将药材湿润软化后，取个头较大者，从中间剖开，以内无干心为宜。

6. 厚度为0.5mm以下，对于木质类及动物骨、角质类药材，根据需要，入药时，可分别制成极薄片。

7. 细丝2～3mm，适宜皮类、叶类和较薄果皮类药材。

8. 在中药饮片切制过程中所有不符合切制规格、片型标准的饮片，都称为败片。

9. 是药材或饮片的表面有油分或黏液质渗出的现象。

五、简答题

1. 答：饮片切制的目的：①便于有效成分的煎出。②利于炮炙。③利于调配制剂。④便于鉴别。⑤利于贮存。

2. 答：常见的饮片类型及规格分别为：极薄片，0.5mm以下；薄片：1～2mm；厚片：2～4mm；斜片：2～4mm；直片（顺片）：2～4mm；丝：细丝2～3mm，宽丝5～10mm；段：10～15mm；块：8～12mm^3。

3. 答：润法具体包括：①浸润：一定量水或其他溶液浸润药材，经常翻动，使水分缓缓渗入内部，以“水尽药透”为准的方法。②伏润（闷润）：经过水洗、泡或以其他辅料处理的药材，在基本密闭条件下闷润，使药材内外软硬一致，利于切制的方法。③露润（吸潮回润）：将药材摊放于湿润而垫有篾席的土地上，使其自然吸潮回润的方法。

4. 答：中药饮片包装的目的是：①方便饮片的存取、运输、销售。②有利于饮片的经营和防止再污染。③有利于饮片的美观、清洁、卫生和定期监督检查。④有利于促进饮片生产的现代化、标准化。⑤有利于中医临床调配使用。⑥有利于中药饮片的国际贸易。

六、问答题

1. 答：药材软化程度的检查方法如下。

（1）弯曲法　适用于长条状药材。药材软化后握于手中，大拇指向外推，其余四指向内缩，以药材略弯曲，不易折断为合格，如白芍、山药、木通、木香等。

（2）指掐法　适用于团块状药材。以手指甲能掐入软化后药材的表面为宜，如白术、白芷、天花粉、泽泻等。

（3）穿刺法　适用于粗大块状药材。以铁扦能刺穿药材而无硬心感为宜，如大黄、虎杖等。

（4）手捏法　适用于不规则的根与根茎类药材。软化后以手捏粗的一端，感觉其较柔软为宜，如当归、独活等；有些块根、果实、菌类药材，需润至手握无响声及无坚硬感，如黄芩、槟榔、延胡索、枳实、雷丸等。

2. 答：败片是指在中药饮片切制过程中所有不符合切制规格、片型标准的饮片，主要包括有连刀片、掉边与炸心片、皱纹片等。

（1）连刀片（拖胡须）是饮片之间相牵连、未完全切断的现象。系药物软化时，外部含水量过多，或刀具不锋利所致，如桑白皮、黄芪、厚朴、麻黄等。

（2）掉边（脱皮）与炸心　前者药材切断后，饮片的外层与内层相脱离，形成圆圈和圆芯两部分；后者药材切制时，其髓芯随刀具向下用力而破碎。系药材软化时，浸泡或闷润不当，内外软硬度不同所致，如郁金、桂枝、白芍、泽泻等。

（3）皱纹片（鱼鳞片）是饮片切面粗糙，具鱼鳞样斑痕。系药材未完全软化，“水性”不及或刀具不锋利或刀与刀床不吻合所致，如三棱、莪术等。

第十一章 炒 法

第一节 清炒法

习 题

A. 炒黄法

一、填空题

1. 炒黄的火候有______、______、______。
2. 炒法的操作有______、______。
3. 炒黄程度的判定方法有______、______、______、______。
4. 清炒法根据炒制程度又可分为______、______、______。
5. 清炒法的注意事项有______、______、______。

二、选择题

(一) A 型题

1. “方言熬者，即今之炒也”出自（　　）
   A.《金匮玉函经》　B.《用药法象》
   C.《汤液本草》　D.《新修本草》
   E.《太平圣惠方》
2. 除（　　）外均用炒黄法炮制
   A. 黑芝麻　B. 葶苈子　C. 花椒　D. 苍耳子　E. 苍术
3. 炒后缓和寒滑之性的是（　　）
   A. 王不留行　B. 牵牛子　C. 牛蒡子　D. 决明子　E. 蔓荆子
4. 既可炒黄又可麸炒的是（　　）
   A. 白芥子　白术　B. 山药　芡实
   C. 茺蔚子　芡实　D. 紫苏子　薏苡仁
   E. 薏苡仁　芡实

(二) B 型题

A. 酸枣仁　B. 决明子　C. 蔓荆子　D. 槐米　E. 牵牛子

5. 缓和峻下之性的是（　　）
6. 杀酶保苷的是（　　）
7. 缓和寒泻之性的是（　　）
8. 缓和辛散之性的是（　　）
9. 增强止血作用的是（　　）

A. 赤芍　B. 槐米　C. 紫苏子　D. 薏苡仁　E. 胡芦巴

10. 既可炒黄又可盐制的是（　　）
11. 既可炒黄又可蜜制的是（　　）
12. 既可炒黄又可酒制的是（　　）
13. 既可炒黄又可炒炭的是（　　）
14. 既可炒黄又可麸炒的是（　　）

(三) X 型题

15. 炒后易于粉碎的有（　　）
A. 王不留行　B. 黑芝麻　C. 白芥子　D. 牵牛子　E. 葶苈子
16. 炮制后去小毒的有（　　）
A. 花椒　B. 蒺藜　C. 苍耳子　D. 牵牛子　E. 白果

三、改错题

1. 苍耳子炒后易于去刺（　　）
2. 决明子应炒至断面深黄色（　　）
3. 火麻仁“性生走熟守，生用破血利小便，捣汁治难产胎衣不下，熟用治崩中不止。”（　　）
4. 使君子仁炒至表面焦黄色（　　）

四、名词解释题

1. 炒法
2. 火力
3. 火候
4. 预热
5. 投药
6. 翻炒
7. 出锅

8. 清炒法
9. 炒黄法

五、简答题

1. 生、制使君子的作用有何不同?
2. 薏苡仁的炮制工艺和作用如何?
3. 炒王不留行的注意事项是什么?
4. 为什么说“逢子必炒”“逢子必破”?
5. 生、炒决明子的作用为什么不同?

六、问答题

1. 槐米炒炭后为什么能增强止血作用?
2. 举例说明中药“生猛熟缓”、“生升熟降”的作用。
3. 中药清炒的方法和作用?
4. 酸枣仁是生熟异治,还是生熟同治?为什么?
5. 论述苍耳子的炮制作用。
6. 试述中药清炒法的改进与发展前景。

B. 炒焦法

一、填空题

1. 炒焦所用火候是______火或______火。
2. 炒焦的目的是增强药物______的功效或减少药物的______。
3. 对栀子药理作用研究的内容包括:______、______、______。

二、选择题

(一) A 型题

1. 下列除哪项外,均可用炒焦法炮制( )
   A. 山楂 B. 槟榔 C. 槐花 D. 川楝子 E. 栀子
2. 下列既可以炒焦又可以炒炭的药材是( )
   A. 槟榔 B. 栀子 C. 川楝子 D. 灯心 E. 以上均非
3. 生用善于泻火,制后可以缓和苦寒之性的药材是( )
   A. 栀子 B. 槟榔 C. 山楂 D. 川楝子 E. 以上均非

（二）B 型题

A. 消食止泻　B. 疏肝理气　C. 消食导滞　D. 清热除烦　E. 健脾止泻

4. 焦川楝子长于（　　）
5. 焦槟榔长于（　　）
6. 焦山楂长于（　　）
7. 炒薏苡仁长于（　　）
8. 焦栀子长于（　　）

三、改错题

1. 山楂炮制后可以缓和刺激性的原因是挥发油含量降低（　　）
2. 炒焦是将药物炒至表面呈焦黄或黑褐色，内部颜色加深，并具焦香气味（　　）
3. 槟榔质地坚硬，传统方法加工饮片浸泡时间长，宜切厚片（　　）

四、名词解释题

1. 炒焦法
2. 中火
3. 武火
4. 焦香健脾
5. 焦斑

五、简答题

1. 槟榔与焦槟榔功效与应用有何不同？
2. 山楂、焦山楂、山楂炭的功效有何区别？

C. 炒炭法

一、填空题

1. 炒炭是将净选或切制后的药物，置炒制容器中，用______火或______火加热，炒至药物表面______色，内部______色或______色。

2. “存性”是指炒炭药物只能部分______，更不能______，未炭化部分仍应保存______；花、叶、草等炒炭后仍可清晰辨别药物______。

3. 在炒炭过程中，药物炒至一定程度时，因温度很高，易出现______，特别是______的药物，须______，以免引起燃烧。

4. 某些药物炒炭后______作用比生品强，如______、______等；有些药物炒炭后可以产生______作用，如______、______等。

5. 乌梅的炮制品有______、______、______、______。
6. 牡丹皮生品长于______，炒炭后______作用较弱，具有______作用。
7. 大蓟、小蓟的生品与炒炭品用法相似，生品以______力胜，炒炭后______减弱，______作用增强。

二、选择题

（一）A 型题

1. 经药理实验证明，干姜不同炮制品止血作用的强弱顺序为（ ）
   A. 干姜 < 姜炭 < 炮姜　　B. 姜炭 < 干姜 < 炮姜
   C. 干姜 < 炮姜 < 姜炭　　D. 炮姜 < 姜炭 < 干姜
   E. 姜炭 < 炮姜 < 干姜
2. 炮制研究表明，丹皮炒炭后（ ）
   A. 丹皮酚含量下降，鞣质含量上升，苯并（α）芘含量增加
   B. 丹皮酚含量上升，鞣质含量下降，苯并（α）芘含量不变
   C. 丹皮酚含量下降，鞣质含量不变，苯并（α）芘含量下降
   D. 丹皮酚含量不变，鞣质含量及苯并（α）芘含量均没有明显变化
   E. 上述研究结果只是理论推测
3. 加味荆芥散主要用于产后血晕，其中荆芥应付给（ ）
   A. 生荆芥　B. 炒荆芥　C. 荆芥穗　D. 荆芥炭　E. 荆芥根
4. 干姜不同的炮制品中姜酚、6– 姜醇的含量不同，经薄层色谱测定其含量大小顺序为（ ）
   A. 姜酚含量：炮姜 > 生姜 > 干姜 > 姜炭；6– 姜醇含量：炮姜 > 生姜 > 干姜 > 姜炭
   B. 姜酚含量：生姜 > 干姜 > 炮姜 > 姜炭；6– 姜醇含量：干姜 > 生姜 > 炮姜 > 姜炭
   C. 姜酚含量：干姜 > 生姜 > 炮姜 > 姜炭；6– 姜醇含量：炮姜 > 生姜 > 干姜 > 姜炭
   D. 姜酚含量：生姜 > 干姜 > 炮姜 > 姜炭；6– 姜醇含量：干姜 > 炮姜 > 生姜 > 姜炭
   E. 姜酚含量：炮姜 > 生姜 > 干姜 > 姜炭；6– 姜醇含量：炮姜 > 生姜 > 干姜 > 姜炭

（二）B 型题

A. 干姜　B. 炮姜　C. 姜炭

上述各炮制品分别在下列哪几个处方中应用：

5. 艾叶丸（ ）
6. 大建中汤（ ）
7. 附子理中丸（ ）
8. 如圣散（ ）
9. 小青龙汤（ ）

A. 荆芥　　B. 荆芥炭

上述各炮制品分别在下列哪几个处方中应用：

10. 黑蒲黄散（　　）

11. 银翘散（　　）

12. 荆芥汤（　　）

13. 加味荆芥散（　　）

14. 荆防败毒散（　　）

（三）X 型题

15. 为保证“炒炭存性”，经研究荆芥炭应从哪几个方面来控制饮片质量（　　）

A. 内外颜色　　B. 水分含量

C. 灰分含量　　D. 浸出物含量

E. 挥发油含量及折光率

16. 牡丹皮生品长于清热凉血、活血散瘀，可用于下列哪几个处方中（　　）

A. 化瘀汤　　B. 青蒿鳖甲汤

C. 大黄牡丹皮汤　　D. 十灰散

E. 如圣散

三、改错题

1. 炮姜和姜炭均具有温经止血作用，因而可视为一个炮制品应用（　　）

2. 荆芥、牡丹皮、乌梅、白茅根的处方应付均为单写付生品（　　）

3. 炒炭操作时，质地坚实的药物宜用中火，质地疏松的片、花、花粉、叶、全草类药物可用文火（　　）

四、名词解释题

1. 炒炭法

2. 炒炭存性

五、简答题

1. 试述荆芥的炮制方法及炮制作用。

2. 试述牡丹皮的炮制方法及炮制作用。

参考答案

A. 炒黄法

一、填空题

1. 文火　中火　武火
2. 清炒　加固体辅料炒
3. 对比看　听爆声　闻香气　看断面
4. 炒黄法　炒焦法　炒炭法
5. 大小分档炒　拌炒均匀、出锅迅速　锅要预热

二、选择题

(一) A 型题

1.C　2.E　3.D　4.E

(二) B 型题

5.E　6.A　7.B　8.C　9.D　10.E　11.C　12.A　13.B　14.D

(三) X 型题

15.CD　16.ACDE

三、改错题

1. √
2. ×　应改为：决明子应炒至断面浅黄色。
3. √
4. ×　应改为：使君子仁炒至表面黄色有焦斑。

四、名词解释题

1. 将净制或切制过的药物，筛去灰屑，大小分档，置炒制容器内，加辅料或不加辅料，用不同火力加热，并不断翻动或转动使之达到一定程度的炮制方法。
2. 是指药物炮制过程中所用热源释放出的热量大小、火的强弱或温度的高低。
3. 是指药物炮制的温度、时间和程度。
4. 是指炒制前将空锅于热源上加热至一定程度。
5. 预热至规定程度后，迅速投入药物。

6. 投入药物后迅速搅拌或翻炒，使药物受热均匀。

7. 药物炒至规定程度后，立即取出，即“出锅”。

8. 不加任何辅料的炒法称为清炒法。

9. 是将净制或切制过的药物，置炒制容器内，用文火或中火加热，并不断翻动或转动，使药物表面呈黄色或颜色加深，或发泡鼓起，或爆裂，并逸出固有气味的方法。

五、简答题

1. 答：生品以杀虫力强，常用于蛔虫病、蛲虫病。炒使君子可缓和膈肌痉挛的副作用，并长于健脾消积，亦能杀虫。多用于小儿疳疾及蛔虫腹痛。

2. 答：炮制工艺：薏苡仁：取原药材，除去杂质，筛去灰屑。炒薏苡仁：取净薏苡仁，置炒制容器内，用中火加热，炒至表面黄色，略鼓起，表面有突起，取出。麸炒薏苡仁：先将锅烧热，撒入麦麸即刻烟起，再投入薏苡仁迅速拌炒至黄色，微鼓起，取出，筛去麦麸即得。每 100kg 薏苡仁，用麦麸 15kg。

炮制作用：生品偏寒凉，长于利水渗湿，清热排脓，除痹止痛，可用于小便不利、水肿、脚气、肺痈、肠痈、风湿痹痛、筋脉挛急及湿温病在气分。

薏苡仁炒或麸炒后寒凉之性偏于平和，长于健脾止泻，可用于脾虚泄泻、纳少腹胀。

3. 答：炒王不留行须注意。

（1）药材需干燥。

（2）试温炒。

（3）量不宜多。

（4）勤搅拌，炒好后迅速出锅。

4. 自答。

5. 答：决明子味甘、苦、咸，性微寒，归肝、大肠经，具有清热明目、润肠通便的功能。

生决明子长于清肝热，润肠燥，用于目赤肿痛、大便秘结。

炒决明子寒泻之性缓和，有平肝养肾的功效，用于头痛、头晕、青盲内障。

六、问答题

1. 答：槐米炒炭后：（1）鞣质增加而止血。鞣质本身就有收敛止血的作用，槐米炒炭后鞣质含量可以增加，一般在 190℃时可使鞣质增加达到高峰，外观褐色，只有炒焦的程度。

（2）槲皮素增加而止血。槐米炒炭后槲皮素增加，槲皮素具有一定止血作用。

（3）异鼠李素降低而止血。槐米的抗止血成分异鼠李素经炒炭后含量几乎减少一半。由此看来槐米炒炭，使止血作用增强具有双重意义，即止血成分增加，抗止血成分降低。

2. 自答。

3. 答：不加任何辅料的炒法称为清炒法。根据火候及程度的不同又分为炒黄、炒焦和炒炭。

作用包括增强疗效、降低毒性或副作用、缓和药性、增强或产生止血作用、保证疗效、利于贮存等。

4. 答：酸枣仁自古生熟同治，但从宋代以后逐渐出现了生熟异治之说，如《证类本草》引石药验曰："睡多生使，不得睡炒熟。"后来历代有沿用，即使现在也有此类用法。那么酸枣仁到底是生熟同治还是生熟异治呢？经过古今文献研究认为是生熟同治。早在陶弘景时就明确了，如《证类本草》记载："陶云醒睡，而经云疗不得眠，子肉味酸，食之使不思睡，核中仁服之疗不得眠。正如麻黄发汗，根节止汗也。"又"子似武昌枣而味极酸，东人啖之以醒睡，与此疗不得眠正相反矣。"由此可看出是酸枣和酸枣仁之误。清代《本草从新》亦有论述："（酸枣仁汤）一方加桂一两，二方枣仁皆生用，治不得眠。则生用疗胆热好眠之说，未可信也，盖胆热必有心烦口苦之症，何以反能好眠乎？若肝火郁于胃中，以致倦怠嗜卧，则当用辛泻透发肝火，如柴薄之属，非枣仁所得司也。"另《本草便读》云："至于炒熟治胆虚不眠，生用治胆热好眠之说，亦习俗相治，究竟不眠好眠，各有成病之由，非一物枣仁可以统治也。"显然是一种"习俗相治"。

从现代资料看，生、炒酸枣仁的化学成分到目前为止尚未发现不同。药理作用上，生、炒酸枣仁均有镇静安眠作用，只是炒品略强于生品。生、炒酸枣仁对中枢神经系统均呈现镇静、安眠、抗惊厥作用，两者之间无差别。

5. 答：苍耳子味辛、苦，性温，有毒，归肺经，具有散风湿、通鼻窍的作用，生品消风止痒力强，多用于皮肤痒疹、疥癣等皮肤病。炒后可降低毒性，偏于通鼻窍，祛风湿止痛，常用于鼻渊头痛、风湿痹痛。

6. 自答。

B. 炒焦法

一、填空题

1. 中　武
2. 消食健脾　刺激性
3. 止血作用　退热作用　抗炎作用

二、选择题

（一）A 型题

1.C　2.B　3.A

（二）B 型题

4.B　5.C　6.A　7.E　8.D

三、改错题

1.× 应改为：山楂炮制后可以缓和刺激性的原因是有机酸含量降低。

2.× 应改为：炒焦是将药物炒至表面呈焦黄或焦褐色，内部颜色加深，并具焦香气味。

3.× 应改为：槟榔质地坚硬，传统方法加工饮片浸泡时间长，宜切薄片。

四、名词解释题

1. 是将净选或切制后的药物，置炒制容器内，用中火或武火加热，炒至药物表面呈焦黄或焦褐色，内部颜色加深，并具有焦香气味。

2. 介于文火和武火之间的火力，即中等火力。

3. 即大火或强火。

4. 药物炒后的焦香气味可增强消食健脾作用。

5. 药物加热过程中局部呈现焦黑的现象。

五、简答题

1. 答：槟榔具有杀虫、消积、降气、行水、截疟的功能，常用于治疗绦虫、姜片虫、蛔虫及水肿、脚气、疟疾等。焦槟榔药性缓和，以免克伐太过而耗伤正气，长于消食导滞，用于食积不消、痢疾里急后重等。

2. 答：山楂长于活血化瘀。焦山楂长于消食止泻。山楂炭其性收涩，具有止血、止泻的功效。

C. 炒炭法

一、填空题

1. 武　中　焦黑　焦黄　焦褐

2. 炭化　灰化　药物的固有气味　原形

3. 火星　质地疏松　喷淋适量清水

4. 止血　鸡冠花　荆芥　止血　白茅根　丹皮

5. 乌梅　乌梅肉　乌梅炭　醋乌梅

6. 清热凉血、活血散瘀　清热凉血　止血凉血

7. 凉血消肿　凉性　收敛止血

二、选择题

（一）A 型题

1.C　2.C　3.D　4.D

（二）B 型题

5.B　6.A　7.B　8.C　9.A　10.B　11.A　12.A　13.B　14.A

（三）X 型题

15.ABCDE　16.ABC

三、改错题

1.×　应改为：炮姜偏于温经止血，姜炭偏于固涩止血。

2.×　应改为：荆芥、丹皮、白茅根的处方应付均为单写付生品，乌梅单写付醋乌梅。

3.×　应改为：炒炭操作时，质地坚实的药物宜用武火，质地疏松的片、花、花粉、叶、全草类药物可用中火。

四、名词解释题

1. 是将净选或切制后的药物，置炒制容器内，用武火或中火加热，炒至药物表面焦黑色或焦褐色，内部呈棕褐色或棕黄色。

2. 指药物在炒炭时只能使其部分炭化，不能灰化，未炭化部分仍应保存药物的固有气味。

五、简答题

1. 答：①荆芥：取原药材，除去杂质，抢水洗净，稍润，切段，干燥，筛去碎屑；②荆芥炭：取荆芥段，置炒制容器内，用武火加热，炒至表面黑褐色，喷淋少许清水，灭尽火星，取出晾干。炮制作用：荆芥生品辛散力较强，具有祛风解表的功效，用于感冒、头痛、麻疹、风疹、咽喉不利、疮疡初起，如荆防败毒散。炒炭后辛散作用极弱，具有止血的功效，用于便血、崩漏等出血证和产后血晕，如黑蒲黄散。

2. 答：①牡丹皮：取原药材，除去杂质，抢水洗净，润透，切薄片，干燥，筛去碎屑。②牡丹皮炭：取牡丹皮片，置炒制容器内，用中火加热，炒至表面黑褐色，喷淋少许清水，灭尽火星，取出晾干，筛去碎屑。炮制作用：牡丹皮生品长于清热凉血、活血散瘀，用于温毒发斑或发疹、阴虚发热、无汗骨蒸、肠痈、痈肿疮毒、肝火头痛、经闭、痛经、跌打损伤，如化疹汤。炒炭后清热凉血作用较弱，具有止血凉血作用，常用于血热出血，如十灰散。

第二节　加辅料炒

习　题

一、填空题

1. 麸炒，麦麸用量一般为每100kg药物，用麦麸______。
2. 麸炒苍术增强了______作用，麸炒僵蚕疏风解表力稍减，长于______。
3. 麸炒枳壳可缓和其______，偏于______。
4. 米炒用______火，米的用量一般为每100kg药物，用米______。
5. 党参生用擅长于______，米炒党参气变清香，能增强______作用。
6. 红娘子米炒后能______、______，可供内服。
7. 山药生用以______、______为主，土炒山药以______为主。
8. 白术生用______、利水消肿，土炒白术______力胜，麸炒白术能缓和燥性，增强______作用。
9. 鳖甲、龟甲炮制的方法一般采用______法，其共同的炮制作用是______，易于粉碎，利于有效成分煎出，并能______。
10. 豹骨砂炒醋淬后，质变酥脆，除去腥味，还能增强______作用。
11. 砂炒醋淬后的穿山甲成品形状为全部______，呈黄色，质地______易碎，有醋味。
12. 鸡内金炒制能增强______作用，而醋鸡内金则有______作用。
13. 砂炒骨碎补，质地酥脆，易于除去______，便于调剂和制剂。
14. 马钱子常用的炮制方法是______和______。
15. 狗脊生用作用是______，砂炒狗脊则以______为主。
16. 蛤粉炒药物时，蛤粉一般用量为______。
17. 阿胶成分多由______及其部分______产物组成。
18. 水蛭具有破血逐瘀的功能，与______的药理作用有关。
19. 滑石粉炒适用于______较大的动物类药物。
20. 滑石粉炒又称为______。

二、选择题

(一) A 型题

1. 下列哪项不是麸炒的目的（　　）
   A. 增强疗效　B. 缓和药性　C. 破坏酶　D. 矫臭矫味　E. 便于服用
2. 苍术中对人体有明显的副作用，中医称为“燥性”的成分是过量的（　　）
   A. 苷类　B. 生物碱类　C. 挥发油类　D. 鞣质类　E. 有机酸类
3. 麸炒枳实能缓和峻烈之性，减少对肠道平滑肌刺激的原理是（　　）
   A. 黄酮苷含量减少　B. 挥发油含量降低
   C. 辛弗林和 N- 甲基酪胺含量降低　D. 产生香味
   E. 麦麸的协调作用
4. 米炒党参的作用是（　　）
   A. 增强益气生津　B. 增强补中益气养阴
   C. 增强和胃健脾止泻　D. 增强补脾益肾
   E. 增强补阴生津
5. 米炒斑蝥能降低药物的毒性，其原理是（　　）
   A. 斑蝥素分解　B. 斑蝥素氧化　C. 斑蝥素还原　D. 斑蝥素升华　E. 斑蝥素中和
6. 用低浓度的药用氢氧化钠溶液炮制斑蝥，其原理是使斑蝥素在虫体内转化成（　　）

A.

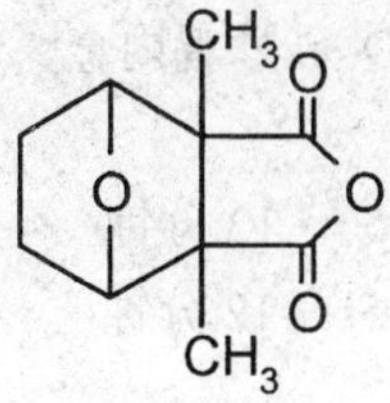

B.

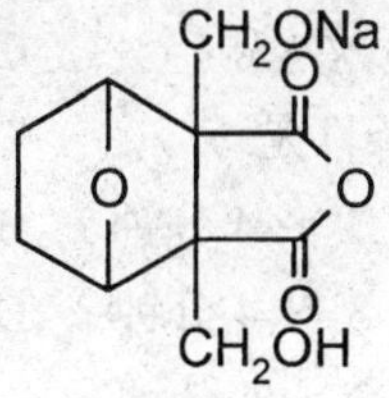

C.

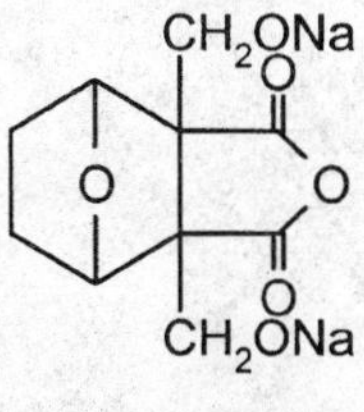

D.

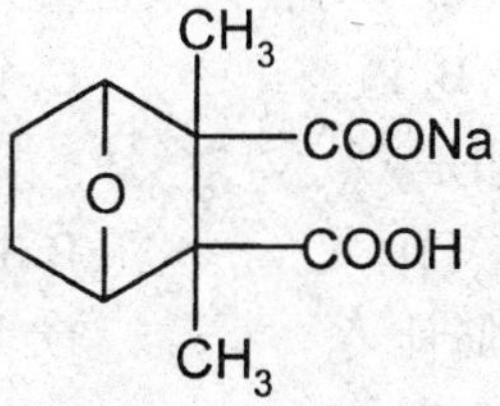

E.

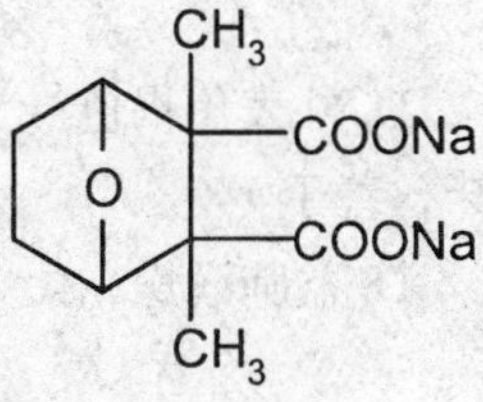

7. 土炒的主要目的是（　　）
   A. 增强补中益气　B. 增强健脾补胃
   C. 增强补阴生津　D. 增强健脾止泻
   E. 增强滋阴降火
8. 白术经炒制后可缓和燥性，减少对胃肠的刺激作用，是因为炒后使（　　）
   A. 挥发油含量降低　B. 内酯类含量降低
   C. 有机酸含量降低　D. 脂肪油含量降低
   E. 鞣质含量降低
9. 砂炒时，辅料砂主要是起（　　）
   A. 协同作用　B. 中和作用
   C. 中间传热体作用　D. 吸附油性作用
   E. 吸附毒性作用
10. 制鳖甲的作用是（　　）
   A. 养阴清热，潜阳息风　B. 入肝消积，软坚散结
   C. 补肾健骨，滋阴止血　D. 活血止痛，通经下乳
   E. 补肾强骨，续伤止痛
11. 龟甲煎液中，总氨基酸含量和总含氮量顺序为（　　）
   A. 砂炒醋淬品 > 砂炒品 > 生品　B. 砂炒醋淬品 > 生品 > 砂炒品
   C. 砂炒品 > 砂炒醋淬品 > 生品　D. 砂炒品 > 生品 > 砂炒醋淬品
   E. 生品 > 砂炒品 > 砂炒醋淬品
12. 具有疏肝助脾作用，用于脾胃虚弱，脘腹胀痛的鸡内金是（　　）
   A. 鸡内金　B. 炒鸡内金　C. 焦鸡内金　D. 砂炒鸡内金　E. 醋鸡内金
13. 砂烫马钱子最佳条件是（　　）
   A. 200 ～ 250℃，3 ～ 4 分钟　B. 200 ～ 250℃，5 ～ 12 分钟
   C. 230 ～ 240℃，3 ～ 4 分钟　D. 230 ～ 240℃，5 ～ 12 分钟
   E. 240 ～ 260℃，3 ～ 4 分钟
14. 砂烫马钱子水煎液中哪种元素含量大大降低（　　）
   A. 锌　B. 锰　C. 钙　D. 磷　E. 汞
15. 砂烫狗脊的作用是（　　）
   A. 祛风湿，利关节　B. 接骨，强骨
   C. 补肝肾，强筋骨　D. 补肾纳气
   E. 通络，散结止痛
16. 哪一项不是阿胶珠的成品性状（　　）
   A. 圆球形　B. 质松脆　C. 外表灰白色　D. 外表焦褐色　E. 内部蜂窝状
17. 蛤粉炒阿胶，降低了滋腻之性，矫正了不良气味，善于（　　）
   A. 滋阴补血　B. 清热化痰　C. 止血安络　D. 益肺润燥　E. 温补肝肾
18. 哪一项不是滑石粉炒的目的（　　）

A. 降低毒性　　B. 矫正不良气味
C. 引药归经　　D. 使药物质地酥脆
E. 便于粉碎和煎煮

19. 下列药物中，既可滑石粉炒，又可砂炒的是（　　）
A. 鱼鳔胶　B. 象皮　C. 刺猬皮　D. 水蛭　E. 玳瑁

（二）B 型题

A. 缓和燥性，增强健脾和胃的作用
B. 减弱疏风解表之力，长于化痰散结
C. 缓和峻烈之性，偏于理气健胃消食
D. 增强补脾止泻
E. 缓和燥性，增强健脾消胀的作用

20. 麸炒僵蚕（　　）
21. 麸炒枳壳（　　）
22. 土炒山药（　　）
23. 麸炒苍术（　　）

A. 毒性成分升华而降低毒性
B. 毒性成分转化而降低毒性
C. 挥发油含量减少而缓和燥性
D. 挥发油含量减少而缓和对肠道平滑肌的刺激
E. 挥发油含量降低而内酯类含量增高

24. 麸炒白术（　　）
25. 米炒斑蝥（　　）
26. 砂炒马钱子（　　）
27. 麸炒枳实（　　）

A. 降低毒性，破瘀通经
B. 软坚散结，消积
C. 补肾健骨，滋阴止血
D. 通经下乳，消肿排脓
E. 补肾强骨，续伤止痛

28. 砂烫骨碎补（　　）
29. 制鳖甲（　　）
30. 米炒红娘子（　　）
31. 制龟甲（　　）

A. 降低药物毒性　　B. 利于贮存保管
C. 缓和药物性能　　D. 协同止血作用
E. 温补肝肾，便于服用

32. 蒲黄炒阿胶的主要目的是（　　）
33. 蛤粉炒鹿角胶的主要目的是（　　）

A. 表面深黄色，鼓起　　B. 表面黄褐色，质松泡
C. 表面黄褐色，卷曲片状　　D. 表面黄色，鼓胀发泡
E. 表面黄色，鼓起，发泡，卷曲

34. 滑石粉炒鱼鳔胶的性状是（　　）
35. 滑石粉炒黄狗肾的性状是（　　）
36. 滑石粉炒象皮的性状是（　　）
37. 滑石粉炒刺猬皮的性状是（　　）
38. 滑石粉炒玳瑁的性状是（　　）

（三）X 型题

39. 加辅料炒时，先将辅料加热至冒烟，再投入药物共炒的方法是（　　）
A. 麸炒法　B. 米炒法　C. 土炒法　D. 砂炒法　E. 滑石粉炒法
40. 麸炒后能降低挥发油的含量，缓和药性的药物是（　　）
A. 苍术　B. 僵蚕　C. 枳壳　D. 山药　E. 白术
41. 米炒的目的是（　　）
A. 增强药物的健脾益胃作用　　B. 增强药物的健脾止泻作用
C. 降低药物的毒性　　D. 矫正药物的不良气味
E. 便于调剂和制剂
42. 米炒斑蝥降低毒性的原理是（　　）
A. 部分斑蝥素分解　　B. 部分斑蝥素氧化
C. 部分斑蝥素升华　　D. 部分斑蝥素被米吸附
E. 破坏蚁酸
43. 砂炒后趁热用醋浸法炮制的药物有（　　）
A. 鳖甲　B. 脐带　C. 穿山甲　D. 豹骨　E. 龟甲
44. 加辅料炒时，先将辅料炒至灵活或滑利易翻动再投入药物的方法是（　　）
A. 麸炒　B. 米炒　C. 土炒　D. 砂炒　E. 滑石粉炒
45. 砂烫马钱子能降低毒性，保留生物活性的原理是（　　）
A. 士的宁含量降低　　B. 马钱子碱含量降低
C. 异士的宁含量增加　　D. 异马钱子碱含量增加
E. 总生物碱含量降低
46. 砂炒的目的是（　　）

A. 增强药物的疗效　　B. 降低药物的毒性
C. 便于去毛，纯净药物　　D. 利于调剂和制剂
E. 矫臭矫味

47. 鹿角胶蛤粉炒后（　　）
A. 降低滋腻之性　　B. 矫正不良气味
C. 使药物质地酥脆　　D. 缓和药物性能
E. 利于贮存保管

48. 滑石粉炒黄狗肾的炮制作用是（　　）
A. 质地松泡酥脆　　B. 便于粉碎和煎煮
C. 矫正不良气味　　D. 便于服用
E. 降低毒性

三、改错题

1. 麸炒苍术能缓和燥性，增强祛风、燥湿、散寒的作用（　　）
2. 麸炒枳实、枳壳能减缓对肠道刺激作用的原因是黄酮苷类含量减少（　　）
3. 党参益气生津，米党参润肺止咳，蜜党参则具有润燥养阴的作用（　　）
4. 用低浓度的药用氢氧化钠溶液炮制斑蝥能降低毒性的原理是：使斑蝥素升华（　　）
5. 土炒山药能增强益肺和胃的作用（　　）
6. 土炒或砂炒操作时，应先将辅料加热至冒烟，再投药拌炒至一定程度，筛去土或砂（　　）
7. 鳖甲、龟甲、穿山甲和鸡内金均采用砂炒后趁热置醋液中略浸的方法炮制（　　）
8. 砂炒马钱子降低毒性的原理是：高温破坏了士的宁和马钱子碱，使总生物碱含量降低（　　）
9. 砂炒马钱子的最佳条件应是：240～280℃，3～4分钟（　　）
10. 砂炒后马钱子中士的宁和马钱子碱的氮氧化物的毒性和药理作用均比其原型士的宁和马钱子碱小（　　）
11. 蛤粉是蛤蚧炮制后研成的细粉（　　）
12. 炒阿胶珠时，胶块应切成长方丁，再大小分档，分别炒制（　　）
13. 水蛭作为破血逐瘀药，临床应用多以酒炙（　　）
14. 滑石粉炒时，其辅料用量为10%～15%（　　）
15. 滑石粉耐高温，炒药物时，多用武火（　　）

四、名词解释题

1. 陈壁土窃真气骤补中焦
2. 麦麸皮制抑酷性勿伤上膈

3. 米制润燥而泽
4. 僵子
5. 蛤粉

五、简答题

1. 何谓加辅料炒？常见的有哪几类方法？
2. 麸炒如何操作？
3. 麸炒时应注意哪些问题？
4. 苍术生品、麸炒品和焦苍术各有何作用？
5. 麸炒苍术能缓和燥性的原理是什么？
6. 麸炒枳壳对化学成分有什么影响？
7. 为什么麸炒枳实能缓和对肠道平滑肌的刺激性？
8. 党参、米党参和蜜党参各有何作用？
9. 米炒红娘子的目的是什么？炮制时应注意什么问题？
10. 生斑蝥为什么仅供外用，而不能内服？
11. 米炒斑蝥能降低毒性的原理是什么？
12. 为什么用低浓度的氢氧化钠溶液炮制斑蝥能降低毒性？
13. 土炒如何操作？
14. 山药和土炒山药各具有什么作用？
15. 山药经土炒后对其主要活性成分薯蓣皂苷元和氨基酸含量有何影响？
16. 白术炮制品各有何作用？
17. 白术炒制后对其有效成分及药理作用有何影响？
18. 砂炒的主要目的是什么？
19. 砂炒如何操作？
20. 砂炒时应注意哪些问题？
21. 砂炒醋淬鳖甲、龟甲的作用是什么？
22. 鳖甲、龟甲改进后的净制工艺有哪两大类？具有什么优点？
23. 炮制对穿山甲的化学成分有何影响？
24. 鸡内金、炒鸡内金和醋鸡内金各有什么作用？
25. 制鸡内金可用于各种消化不良症的原理是什么？
26. 砂烫马钱子降低毒性的原理是什么？
27. 砂烫马钱子的最佳条件是什么？为什么？
28. 砂烫马钱子对其所含的其他化学成分有何影响？（不包括生物碱）
29. 马钱子炮制后其成分结构改变对药理作用有何影响？
30. 为什么马钱子现已不作去毛的法定要求？
31. 蛤粉炒的目的是什么？
32. 滑石粉炒时的注意事项是什么？

33. 滑石粉炒如何操作（或工艺）？

六、问答题

1. 斑蝥怎样炮制？操作时应注意什么问题？生斑蝥为什么有毒不能内服？炮制能降低毒性的原理是什么？

2. 砂烫马钱子怎样操作？其炮制作用是什么？炮制对马钱子的化学成分及药效有何影响？炮制时应注意什么问题？为什么？

3. 蛤粉炒如何操作？

4. 黄狗肾的炮制工艺及炮制作用各是什么？

参考答案

一、填空题

1. 10 ～ 15kg
2. 健脾和胃　化痰散结
3. 峻烈之性　理气健胃消食
4. 中　20kg
5. 益气生津　和胃、健脾止泻
6. 降低毒性　除去腥臭气味
7. 补肾生津　益肺阴　补脾止泻
8. 健脾燥湿　补脾止泻　健脾消胀
9. 砂炒醋淬　质变酥脆　矫臭矫味
10. 止痛
11. 膨胀呈卷曲状　酥脆
12. 健脾消积　疏肝助脾
13. 鳞片
14. 砂炒　油炸
15. 祛风湿　利关节、补肝肾、强筋骨
16. 30% ～ 50%
17. 骨胶原　水解
18. 抗凝血
19. 韧性
20. 滑石粉烫

二、选择题

（一）A 型题

1.C　2.C　3.B　4.C　5.D　6.E　7.D　8.A　9.C　10.B　11.A　12.E　13.C　14.E　15.C　16.D　17.D　18.C　19.C

（二）B 型题

20.B　21.C　22.D　23.A　24.E　25.A　26.B　27.D　28.E　29.B　30.A　31.C　32.D　33.E　34.D　35.B　36.C　37.E　38.A

（三）X 型题

39.AB　40.ACE　41.BCD　42.C、D　43.ACDE　44.CDE　45.ABCD　46.ABCDE　47.ABC　48.ABCD

三、改错题

1.×　应改为：麸炒苍术能缓和燥性，增强健脾和胃的作用。

2.×　应改为：麸炒枳实和枳壳能减缓对肠道平滑肌刺激作用的原因是挥发油含量减少。

3.×　应改为：党参益气生津，米党参和胃健脾止泻，蜜党参则具有补中益气、润燥养阴的作用。

4.×　应改为：用低浓度的药用氢氧化纳溶液炮制斑蝥能降低毒性的原理是：使斑蝥素在虫体内转化成斑蝥酸钠。

5.×　应改为：土炒山药能增强补脾止泻的作用。

6.×　应改为：土炒或砂炒操作时，应先将辅料炒至灵活状态时再投入药物拌炒至一定程度，筛去土或砂。

7.×　应改为：鳖甲、龟甲和穿山甲采用砂炒至酥脆后，趁热置醋液中略浸，而鸡内金则是用文火炒至鼓起，然后将醋喷于药物表面。

8.×　应改为：砂炒马钱子降低毒性的原理是：高温使士的宁和马钱子碱醚键断裂开环，转变成他们的异型结构和氮氧化物。

9.×　应改为：砂炒马钱子的最佳条件应是 230 ～ 240℃，3 ～ 4 分钟。

10.×　应改为：砂炒马钱子中的士的宁和马钱子碱的氮氧化物的毒性比其原型士的宁和马钱子碱小，而药理作用相似或增强。

11.×　应改为：蛤粉是文蛤（或青蛤）炮制后研成的细粉。

12.×　应改为：炒阿胶珠时，胶块应切成立方丁，再大小分档，分别炒制。

13.×　应改为：水蛭作为破血逐瘀药，临床应用多以滑石粉炒。

14.× 应改为：滑石粉炒时，其辅料用量为40%～50%。

15.× 应改为：滑石粉炒药物时，多用中火。

四、名词解释题

1. 陈壁土炮制药物，能够补益中焦脾胃，降低药物对脾胃的刺激性。

2. 麦麸炮制药物能缓和药物燥性，除去药物不快的气味，缓和药物对胃肠道的刺激，增强和中益脾的功能。

3. 米炒能缓和药物燥性，滋润回枯。

4. 药物发僵后再烫也不会胀松的现象。

5. 软体动物文蛤或青蛤的贝壳，经洗净晒干研粉或煅后研粉而成。

五、简答题

1. 答：净选或切制后的药物与固体辅料同炒的方法，称为加辅料炒法。常见的加辅料炒法包括麸炒、米炒、土炒、砂炒、蛤粉炒和滑石粉炒。

2. 答：先用中火或武火把锅预热，再将麦麸均匀撒入热锅中，至起烟时投入药物，快速均匀翻动并适当控制火力，炒至药物表面呈黄色或深黄色时取出，筛去麦麸，放凉。

要点：锅预热，麦麸起烟即投药；均匀翻动并控制火力；表面黄色或深黄色，筛去麦麸。

3. 答：①麸炒时辅料用量要适当。若麸量少则烟气不足，达不到熏炒的目的，麸量多则造成浪费。②注意火力适当。麸炒一般用中火，锅要预热好，以“麸下烟起”为度。③麦麸均匀撒布热锅中，待起烟投药。④麸炒药物要求干燥，以免药物黏附焦化麦麸。⑤达到标准时迅速出锅，筛去麦麸，以免成品发黑，火斑过重。

要点：麦麸用量适当；火力适中，一般用中火，锅要预热；起烟投药；药物要求干燥；迅速出锅，筛去麦麸。

4. 答：苍术生品温燥而辛烈，燥湿、祛风、散寒力强；麸炒苍术燥性缓和，气变芳香，增强了健脾和胃的作用；焦苍术辛燥之性大减，以固肠止泻为主。

要点：燥湿、祛风、散寒力强；缓和燥性，增强健脾和胃；减少辛燥之性，固肠止泻。

5. 答：苍术主含挥发油，对青蛙有镇静作用，但大剂量使中枢神经抑制，终致呼吸麻痹而死亡，这种副作用，中医学称为“燥性”。麸炒后苍术中挥发油含量下降，因此燥性缓和。

要点：挥发油；大剂量引起的副作用称之为“燥性”；麸炒挥发油含量下降。

6. 答：麸炒枳壳能使枳壳中挥发油的含量下降，挥发油比重、折光率、颜色及成分组成也发生变化，所含的新橙皮苷和柚皮苷含量均减少，说明对黄酮苷含量也有影响。

要点：挥发油含量下降；新橙皮苷和柚皮苷含量均减少。

7. 答：枳实中的挥发油对兔及小鼠离体肠管平滑肌均有兴奋作用，可使肠蠕动频率增加，振幅降低，收缩张力加强，舒张不完全而使平滑肌处于痉挛状态，引起刺激性。

麸炒枳实使挥发油的含量减少，必然导致对肠道平滑肌的刺激作用减弱。

要点：挥发油对离体肠管平滑肌具兴奋作用，使平滑肌处于痉挛状态而引起刺激性；麸炒枳实挥发油含量减少。

8. 答：党参益气生津力强，常用于气津两伤或气血两亏。米党参气变清香，能增强健脾和胃止泻作用，多用于脾胃虚弱，食少或便溏。蜜党参补中益气、润燥养阴作用增强，常用于气血两虚之证。

要点：党参益气生津；米党参健脾止泻；蜜党参补中益气、润燥养阴。

9. 答：米炒红娘子目的是降低毒性，除去腥臭味，可供内服。炮制时应注意：①宜戴手套、口罩等防护用品操作。②用过的米宜妥善处理，避免人畜中毒。

10. 答：生斑蝥含有毒物质斑蝥素，对皮肤黏膜有强烈的刺激性，能引起充血、发赤和起泡。口服毒性也很大，可引起口咽部灼烧感、恶心、呕吐、腹部绞痛、血尿及中毒性肾炎等症。生斑蝥往往导致肾功能衰竭或循环衰竭而致死亡，因此不能内服，只作外用。

要点：毒性物质斑蝥素，对皮肤黏膜有强烈刺激性，口服毒性也很大，因此不能内服。

11. 答：斑蝥中的毒性成分是斑蝥素。84℃时斑蝥素开始升华，其升华点为 110℃，米炒过程中由于加热使斑蝥素部分升华，而部分可以被米吸附，使其含量降低，因此可以降低毒性。

要点：毒性成分斑蝥素 84℃升华，米炒加热使斑蝥素部分升华而含量降低。

12. 答：用低浓度氢氧化钠溶液炮制斑蝥，可使斑蝥中的毒性成分斑蝥素在虫体内转化成斑蝥酸钠而降低药物的毒性。其转化过程如下。

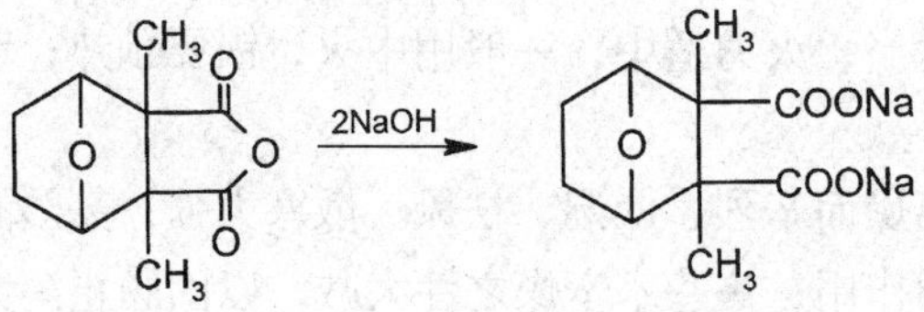

CH_3 CH_3 O O O —— 2NaOH ——→ CH_3 CH_3 O COONa COONa

斑蝥素　　　　斑蝥酸钠

13. 答：将土研成细粉置于锅内，用中火加热，炒至土呈灵活状态时投入药物，不断翻炒至药物表面均匀挂上一层土粉，呈土黄色，并透出香气时，取出，筛去土，放凉。

要点：中火；将土炒至灵活状态；药物表面挂上一层土粉。

14. 答：山药以补肾生津、益肺阴为主，用于肾虚遗精、尿频、肺虚咳喘、阴虚消渴；土炒山药以补脾止泻为主，用于脾虚久泻或大便泄泻。

要点：山药补肾生精，益肺阴；土炒山药补脾止泻。

15. 答：土炒山药的炮制品中，薯蓣皂苷元的溶出量增加，为生品的 2～3 倍，而游离氨基酸总量却降低。

16. 答：白术的炮制品有白术、土炒白术和麸炒白术三种，其作用各不相同。白术生品以健脾燥湿、利水消肿为主，用于痰饮、水肿及风湿痹痛。土炒白术，借土气助脾，补脾止泻力盛，用于脾虚食少、泄泻便溏、胎动不安。麸炒白术能缓和燥性，借麸入中，增强健脾消胀作用，用于脾胃不和、运化失常、食少胀满、倦怠乏力、表虚自汗。

要点：白术生用健脾燥湿，利水消肿；土炒白术补脾止泻；麸炒白术缓和燥性，增强健脾消胀作用。

17. 答：白术经炒制后挥发油含量减少，而有些成分如内酯类成分含量增高。白术挥发油有刺激性，炒制后挥发油含量减少，因而缓和了药性（即“燥性”），同时所含的内酯类或其他成分能达到和胃或消导等其他作用。

18. 答：砂炒的主要目的：①增强疗效，便于调剂和制剂。②降低毒性，保证临床用药安全有效。③便于去毛，洁净药物。④矫臭矫味，便于服用。

19. 答：砂炒的操作方法：先将砂置锅内用武火加热至灵活状态，容易翻动时投入药物，然后不断翻炒至质地酥脆或鼓起，外表呈黄色或较原色加深时，取出筛去砂，放凉，或趁热投入到醋液中略浸，取出，干燥即得。

要点：武火加热至灵活状态；不断翻炒药物至质地酥脆或鼓起，外表呈黄色或较原色加深；筛去砂；或趁热投入到醋液中略浸。

20. 答：砂炒时应注意：反复使用砂时需将残留在其中的杂质除去，但炒过毒性药物的砂不能再炒其他药物。砂炒温度要适中，砂量也要适宜，避免药物受热不匀而烫焦。操作时翻动要勤，成品出锅要快，并立即筛去砂或趁热置醋液中淬。

21. 答：鳖甲、龟甲质地坚硬，均有腥臭气。经砂炒醋淬后，使药物质变酥脆，易于粉碎及煎出有效成分，并能矫臭矫味。醋鳖甲能增强入肝消积、软坚散结的作用。醋龟甲以补肾健骨、滋阴止血为主。

22. 答：鳖甲、龟甲改进后的净制工艺主要分为热解法和酶解法两大类。热解法主要是用蒸法、高压蒸法、水煮法、水煮闷法和砂炒处理；酶解法则采用蛋白酶法、酵母菌法和猪胰脏法处理。这两大类工艺具有的优点：缩短加工时间，操作方法简便易掌握，不受季节、气候、场地所限，清洁卫生，不污染环境，同时也不影响药物的功效。

23. 答：炮制可以使穿山甲含有的化学成分含量明显增高，主要包括 L– 丝 –L– 酪环二肽和 D– 丝 –L– 酪环二肽。炮制品的煎煮液和释放液中，总浸出物、总蛋白质和钙的含量也均明显高于生品。因此，穿山甲生品不直接入药，炮制后入药增强疗效是有科学道理的。

24. 答：鸡内金长于攻积、通淋化石，用于泌尿系结石和胆道结石；炒后质地酥脆，便于粉碎，并增强健脾消积的作用，用于消化不良、食积不化、肝虚泄泻及小儿疳积；醋鸡内金质酥易碎，矫正不良气味，有疏肝助脾的作用，用于脾胃虚弱、脘腹胀满。

要点：鸡内金长于攻积、通淋化石；炒鸡内金质变酥脆，使健脾消积的作用增强；醋鸡内金质酥易碎，矫臭矫味，疏肝助脾。

25. 答：口服制鸡内金后，能使胃液分泌量增加，胃液酸度增加，胃排空速率加快，胃运动期延长及蠕动波增强，表明胃运动功能明显增强。因此制鸡内金对各种消化不良症是有效的。

26. 答：马钱子含士的宁（也称番木鳖碱）和马钱子碱，毒性很强，但在高温下不稳定。230 ～ 240℃加热 3 ～ 4 分钟时，结构中的醚键断裂开环，转变成异型结构和氮氧化物，被转化的这些生物碱毒性变小，且保留了或增强了某些生物活性。

要点：马钱子中的毒性成分是士的宁和马钱子碱，230 ～ 240℃加热 3 ～ 4 分钟，结构中的醚键断裂开环，转变成他们的异型结构和氮氧化物，使毒性变小。

27. 答：砂烫马钱子的最佳条件应该是 230 ～ 240℃加热 3 ～ 4 分钟，此时，马钱子中的士的宁转化了 10% ～ 15%，马钱子碱转化了 30% ～ 35%，而此时士的宁和马钱子碱的异型和氮氧化物含量最高。如果低于该条件，士的宁则不易转化成异型和氮氧化物，使其减少甚微，毒性也减少甚微；如果高于该条件，则士的宁、马钱子碱，连同它们的异型和氮氧化物等马钱子中大部分成分将一同被破坏，而导致疗效降低。

要点：最佳条件 230 ～ 240℃加热 3 ～ 4 分钟；士的宁和马钱子碱的异型和氮氧化物含量最高。

28. 答：马钱子经砂烫后，使马钱子苷的含量大幅度下降，可能是高温加热被破坏所致；砂烫品水煎液中锌、锰、钙、铁等 24 种微量元素含量明显增高，而汞等 9 种元素含量大大降低，且大多为有害元素。

要点：砂烫马钱子品中，马钱子苷含量大幅度下降，锌、锰、钙、铁等 24 种微量元素含量明显增高，汞等 9 种有害元素含量大大降低。

29. 答：马钱子炮制后成分结构改变，除了能降低药物毒性外，对其他药理作用也有影响，马钱子碱氮氧化物其镇痛、化痰止咳作用强于马钱子碱，而且对实验性炎症和抗血栓形成也有明显作用。异马钱子碱及其氮氧化物对心肌细胞有保护作用，异士的宁氮氧化物和异马钱子碱氮氧化物抑制肿瘤细胞作用亦最强。由此可见，马钱子经炮制后，生物碱成分结构改变，使药物毒性降低，同时增强了其他药理作用，可供内服。

要点：降低毒性，增强镇痛作用、化痰止咳作用，具有明显的抗炎、抗血栓形成作用，对心肌细胞有保护作用，抑制肿瘤作用增强，可供内服。

30. 答：因为马钱子的皮毛中未检出与种仁不同的生物碱成分，两者成分仅在含量上有所不同（皮毛中含量低）。毒性实验结果显示，去毛与不去毛的马钱子两者无显著差异。又因为马钱子去皮毛工序繁琐，因此现已不作去毛的法定要求。

要点：马钱子皮毛中未检出不同的生物碱成分，毒性实验无显著性差异。

31. 答：①使药物质地酥脆，便于制剂和调剂。②降低药物的滋腻之性，矫正不良气味。③可增强药物的疗效。

32. 答：①一般用中火，操作时调节火力，防止生熟不匀或焦化。②温度过高时，减小火力，或酌加冷滑石粉调节。

33. 答：将滑石粉置热锅内，用中火加热至灵活态时，投入加工处理后的药物，不断翻动，炒至药物质酥或鼓起或色泽加深时取出，筛去滑石粉，放凉。

六、问答题

1. 答：斑蝥用米炒法炮制。先将锅烧热，加入定量的米，用中火炒至冒烟时，投入斑蝥（或去头、足、翅的斑蝥）拌炒，至米呈黄棕色时，取出，筛去米，除去头、足、翅，摊凉。

操作时注意事项：斑蝥在炮制时，操作人员宜戴眼罩及防毒面具进行操作，以保护眼、鼻黏膜免受损伤，炒制后的米要妥善处理，避免人畜中毒。

生斑蝥有毒，是因为含有毒性成分斑蝥素，口服毒性很大，可引起咽部灼烧感、恶心、呕吐、腹部绞痛、血尿及中毒性肾炎等，往往由于引起肾功能衰竭或循环衰竭而死亡。因此生斑蝥不能内服，口服必须经过炮制。

炮制降低毒性的原理：毒性成分斑蝥素在84℃开始升华，110℃为其升华点，米炒加热可使斑蝥素部分升华，部分被米吸附而含量降低，从而使其毒性降低。

要点：米炒，用中火炒至米冒烟时投药，米呈棕黄色；操作人员宜戴眼罩及防毒面具操作，炒制后米要妥善处理；毒性成分斑蝥素，口服毒性大，引起咽部灼烧感、恶心、呕吐、腹痛、血尿及中毒性肾炎，口服必须炮制；斑蝥素84℃开始升华，米炒使其部分升华，部分被米吸附使含量降低而毒性降低。

2. 答：砂烫马钱子的方法：将砂置锅中，用武火加热至灵活状态时，投入大小一致的马钱子，不断翻动至呈棕褐色、鼓起、内部红棕色并起小泡时，取出，筛去砂，放凉。

炮制作用：生马钱子有大毒，服用过量易引起中毒，出现强直性的痉挛和惊厥，甚则角弓反张，随后呼吸中枢麻痹而死亡，所以一般仅供外用，如伤湿止痛膏，用于关节肿痛等。经砂炒后可使毒性降低，而且质变酥脆，易于粉碎，可供内服，制成丸散剂等，用于风湿痹痛、跌打损伤、瘀血疼痛、瘰疬等。

炮制对马钱子成分及药效的影响：马钱子中含多种生物碱，其中主要成分士的宁（番木鳖碱）和马钱子碱，既是有效成分，也是毒性成分。经砂烫后两种成分含量明显降低，而异士的宁和异马钱子碱等开环化合物含量却明显增加。这是由于士的宁和马钱子碱在加热过程中醚键断裂开环，转变成它们的异型结构和氮氧化合物。被转化的这些生物碱毒性变小，且保留了或增强了某些生物活性。马钱子中士的宁和马钱子碱的毒性分别比其氮氧化物大10倍和15.3倍，因此炮制后毒性大大降低，可安全用于临床。另外，马钱子碱氮氧化物的镇痛作用、化痰止咳作用强于马钱子碱，而且对实验性炎症和抗血栓形成亦有明显作用。异马钱子碱及其氮氧化物对心肌细胞有保护作用，异士的宁氮氧化物和异马钱子碱氮氧化物抑制肿瘤细胞作用亦最强。所以马钱子经炮制后，生物碱转化为异型结构和氮氧化物，使毒性降低，而其药理作用却保留或增强。

炮制应注意：马钱子炮制时必须控制加热温度和时间，因为马钱子中的士的宁和马钱子碱随加热温度和时间的变化而变化。230～240℃加热3～4分钟，士的宁转化10%～15%、马钱子碱转化30%～35%，而此时士的宁和马钱子碱的异型和氮氧化物含量最高。如果低于该温度或少于该时间，士的宁则不宜转变成异型和氮氧化物，士的宁减少甚微；相反，则会使士的宁、马钱子碱，连同生物碱的异型和氮氧化物等马钱子中大部分成分一同被破坏，虽然毒性大大降低，但亦必然影响临床疗效。因此控制为230～240℃加热3～4分钟，是马钱子最佳的炮制温度和时间，既能降低药物的毒性，又能发挥最大的疗效。

要点：用武火将砂炒至灵活状态时投药，马钱子呈棕褐色、鼓起、内部红褐色并起小泡。

生马钱子有大毒，内服易引起中毒，一般仅供外用，砂炒后毒性降低，可供内服。

主要成分士的宁和马钱子碱既是有效成分，也是毒性成分，砂烫后两者含量明显降低，在加热过程中，士的宁和马钱子碱的醚键断裂开环，转变成它们的异型结构和氮氧化物，被转化的这些生物碱毒性变小（分别比士的宁和马钱子碱降低 10 倍和 15.3 倍），且保留和增强了某些生物活性：镇痛作用、化痰止咳作用、抗炎和抗血栓形成作用、对心肌细胞保护作用和抑制肿瘤作用等。

马钱子砂烫必须控制为 230 ～ 240℃加热 3 ～ 4 分钟。因为士的宁和马钱子碱的含量随着加热温度和时间的变化而变化。该条件下炮制，既能降低药物的毒性，又能发挥最大疗效。

3. 答：将研细过筛后的蛤粉置热锅内，中火加热至蛤粉滑利时，减小火力，投入胶丁，不断沿锅底轻翻，烫炒至药物膨胀鼓起，全体轻泡，内部疏松时取出，去蛤粉，放凉。

4. 答：工艺：将滑石粉置热锅内，用中火加热至灵活状态，投入狗肾段或片，炒至松泡、呈黄褐色时取出，筛去滑石粉，放凉。

作用：炒后质地松泡酥脆，便于粉碎和煎煮，同时矫正其腥臭味，便于服用。

第十二章 炙 法

习 题

一、填空题

1. 根据所用辅料的不同，炙法可分为______、______、______、______、______、______。

2. 酒炙法多适用于______、______、______药物。

3. 酒炙法所用的酒以______为主，酒的用量一般为______。

4. 姜炙法适用于______、______的药物。

5. 姜炙法生姜的用量一般为每100kg药物用生姜______，若用干姜，其用量则为______。

6. 盐炙法盐的通常用量是每100kg药物，用食盐______。溶化食盐的水量一般以食盐的______倍为宜。

7. 盐炙法多用于______、______、______和泻相火的药物。

8. 目前常用白酒炮制的药物是______。

9. 2020年版《中国药典》规定，知母含芒果苷不得少于______；盐知母含芒果苷不得少于______。

10. 2020年版《中国药典》规定，用75%乙醇作溶剂，杜仲浸出物不得少于______；盐杜仲不得少于______。

11. 2020版《中国药典》规定，车前子酸不溶性灰分不得过______，盐车前子不得过______；照膨胀度项下的测定法测定，车前子膨胀度应不低于______，盐车前子应不低于______。

12. 2020年版《中国药典》规定，黄连总灰分不得过______；酒黄连、姜黄连、萸黄连不得过______。

13. 制备清宁片每100kg大黄片或块，用黄酒______，用炼蜜______。

14. 传统中药理论认为，当归不同部位作用不同，当归头______，当归尾______，当归身______。

15. 欲使莪术入肝经血分，增强其散瘀止痛作用宜用______。

16. 炙没药常用的辅料是______，用______法进行操作。

17. 延胡索的止痛成分主要是______。

18. 醋炙法常用的操作方法有______和______。

19.《中国药典》规定，京大戟的炮制方法为______。

20. 蜜炙法多用于______、______的药物炮制。

21. 生甘草性味是______，其作用是______；炙甘草性味是______，其作用是______。

22. 生黄芪的主要作用是______，蜜炙黄芪的作用是______。

23. 马兜铃蜜炙后能______、______，并可______。

24. 麻黄常用的炮制品有：①______，其作用是______；②______，其作用是______；③______，其作用是______；④______，其作用是______。

25. 桑白皮蜜炙后，可增强______作用，多用于______。

26. 枇杷叶生用长于______，多用于______，炙后多用于______。

27. 紫菀蜜炙后______，对______、______的患者均可应用。

28. 蜜炙药物的贮存均应______，以免______。

29. 蜜炙马兜铃时，每 100kg 马兜铃用炼蜜______。

30. 油炙法的辅料为动、植物油脂，常用的有______、______、菜油、酥油。

31. 羊脂炙淫羊藿的成品性状为表面______、______，微有羊脂油气。

二、选择题

（一）A 型题

1. 下列炮制品中属于“从制”的是（　　）
   A. 酒炙黄连　B. 姜炙黄连　C. 吴萸炙黄连　D. 黄连炙吴萸　E. 胆汁炙黄连

2. 治热结便秘，潮热谵语的大承气汤应选用（　　）
   A. 酒大黄　B. 熟大黄　C. 大黄　D. 大黄炭　E. 醋大黄

3. 酒炙常山的主要炮制目的是（　　）
   A. 升提药力，增强药物在上焦的作用
   B. 引药上行，增强药物涌吐痰饮的作用
   C. 降低毒性，减轻恶心呕吐的副作用
   D. 提高常山生物碱含量而增强疗效
   E. 协同作用，增强药物活血化瘀疗效

4. 下列药物中常用白酒炮制的药物是（　　）
   A. 蕲蛇　B. 蟾酥　C. 地龙　D. 蛇蜕　E. 乌梢蛇

5. 白芍炮制品中适用于肝旺脾虚，腹痛腹泻的是（　　）
   A. 醋炙白芍　B. 酒炙白芍　C. 麸炒白芍　D. 土炒白芍　E. 生白芍

6. 生杜仲临床应用较少，一般用于（ ）

A. 治疗肾虚腰痛，起坐不利，膝软乏力

B. 治疗肝肾亏虚，胎动不安，妊娠漏血

C. 浸泡药酒，制备治腰痛的杜仲酒

D. 治中风筋脉挛急，腰膝酸软，筋骨无力

E. 治高血压

7. 下列叙述错误的是（ ）

A. 黄柏炒炭后小檗碱含量增高

B. 杜仲炮制后松脂醇二葡萄糖苷含量增高

C. 车前子盐炙后黄酮类成分含量增高

D. 柴胡醋炙后挥发油含量降低

E. 川芎酒炙后总生物碱含量增加

8. 用于治疗血虚便溏时应首选（ ）

A. 酒炙当归 B. 油炙当归 C. 土炒当归 D. 当归炭 E. 当归头

9. 治目赤肿痛、口舌生疮时应首选（ ）

A. 黄连 B. 酒黄连 C. 姜黄连 D. 萸黄连 E. 黄连炭

10. 盐炙知母的炮制作用是（ ）

A. 引药下行，增强滋阴降火的作用

B. 升提药力，增强清热解毒作用

C. 缓和药性，降低对脾胃的刺激性

D. 引药入血分，降低寒泻之性

E. 缓和寒滑之性，增强滋阴作用

11. 醋炙芫花的目的是（ ）

A. 增强疏肝理气作用 B. 增强活血止痛功效

C. 降低毒性，缓和泻下作用 D. 便于调剂和制剂

E. 以上都不是

12. 醋炙柴胡的目的是（ ）

A. 助其发散，增强解表退热作用

B. 缓其升散，增强疏肝解郁作用

C. 抑其升浮，增强清肝退热截疟作用

D. 助其升浮，增强升举阳气作用

E. 以上都不是

13. 醋炙商陆的目的是（ ）

A. 增强疏肝理气作用 B. 增强活血止痛作用

C. 便于调剂和制剂 D. 降低毒性，缓和峻泻作用

E. 以上都不是

14. 醋制后利于煎出有效成分，增强止痛作用的药物是（ ）

A. 香附　B. 三棱　C. 延胡索　D. 莪术　E. 五味子

15. 醋制后缓和辛散、增强疏肝理气止痛作用，并能消积化滞的药物是（　　）

A. 延胡索　B. 香附　C. 三棱　D. 郁金　E. 艾叶

16. 哪项不是蜜炙的目的（　　）

A. 增强润肺止咳作用　B. 增强补中益气作用

C. 缓和药性　D. 矫味矫臭的作用

E. 增强实脾涩精作用

17. 炙后能增强止咳平喘作用的药物是（　　）

A. 麻黄　B. 百合　C. 旋覆花　D. 白前　E. 枇杷叶

18. 生用走表，蜜炙入里，增强补中益气的药物是（　　）

A. 桂枝　B. 黄芪　C. 百部　D. 紫菀　E. 白前

19. 蜜炙黄芪主要用于（　　）

A. 表卫不固的自汗　B. 中气不足

C. 血热妄行　D. 气滞血瘀

E. 脘腹胀痛

20. 蜜炙后可矫正劣味、避免呕吐的药物是（　　）

A. 款冬花　B. 马兜铃　C. 麻黄　D. 瓜蒌皮　E. 桑白皮

21. 若蜜不能与药物拌匀时，可以（　　）

A. 增加蜜的用量　B. 加适量开水稀释

C. 加适量冷水稀释　D. 加适量冰水稀释

E. 加适量冷开水稀释

22. 蜜炙药物时，蜜的用量一般为（　　）

A. 10%　B. 15%　C. 20%　D. 25%　E. 30%

23. 枇杷叶去毛的原因是（　　）

A. 绒毛中含有致咳的成分　B. 绒毛可直接刺激咽喉引起咳嗽

C. 增强润肺止咳作用　D. 增强清肺止咳作用

E. 缓和泻肺气作用

24. 马兜铃蜜炙的最主要作用是（　　）

A. 降低其毒性　B. 矫正苦劣之味，避免呕吐

C. 免其苦寒导致腹痛　D. 避免苦燥伤阴

E. 避免戟入咽喉

25. 蜜炙甘草的炮制目的是（　　）

A. 增强泻火解毒、调和诸药作用

B. 增强润燥化痰、止咳平喘作用

C. 矫味矫臭、利于服用

D. 增强补中益气、缓急止痛作用

E. 避免甘凉伤胃的副作用

26. 对表证较轻，喘咳较重的患者应首选（ ）
A. 生麻黄 B. 炙麻黄 C. 麻黄绒 D. 蜜炙麻黄绒 E. 去节麻黄
27. 哪种药物蜜炙后能增强止咳平喘功能（ ）
A. 马兜铃 B. 百部 C. 金樱子 D. 麻黄 E. 百合
28. 哪种性质的药物用蜜量宜小（ ）
A. 质地坚实 B. 质地疏松 C. 纤维较多 D. 叶或全草类 E. 油分较多
29. 淫羊藿温肾助阳作用成分，目前认为是（ ）
A. 生物碱 B. 苷类 C. 有机酸 D. 蛋白质 E. 树脂
30. 蛤蚧的炮制方法，目前除油炙外，还可用（ ）
A. 酒炙 B. 醋炙 C. 蜜炙 D. 盐炙 E. 煅制

（二）B 型题

A. 切片或捣碎，便于煎煮，泻火解毒燥湿，用于肠胃湿热
B. 缓和苦寒药性，增强止呕作用，以治胃热呕吐为主
C. 抑制苦寒药性，使其寒而不滞，用治湿热郁滞肝胆
D. 缓和苦燥之性，增强滋阴退虚热作用，用于阴虚发热
E. 增强清热解毒、燥湿除烦的作用
31. 酒黄连的炮制作用是（ ）
32. 姜黄连的炮制作用是（ ）
33. 吴萸连的炮制作用是（ ）
34. 黄连的炮制作用是（ ）

A. 泻下作用稍缓，善清上焦血分热毒
B. 泻下作用缓和，增强活血祛瘀之功
C. 泻下作用缓和，用于老年大便秘结
D. 泻下作用减弱，以消积化瘀为主
E. 泻下作用极微，并有止血作用
35. 醋大黄的炮制作用是（ ）
36. 酒大黄的炮制作用是（ ）
37. 熟大黄的炮制作用是（ ）
38. 清宁片的炮制作用是（ ）
39. 大黄炭的炮制作用是（ ）

A. 切片便于煎煮，擅于养血敛阴，平抑肝阳
B. 降低酸寒之性，善于和中缓急
C. 入肝收敛，可敛血止血，疏肝解郁
D. 药性稍缓，以养血敛阴为主

E. 借土气入脾，增强柔肝和脾、止泻作用

40. 白芍的炮制作用是（　　）
41. 酒白芍的炮制作用是（　　）
42. 醋白芍的炮制作用是（　　）
43. 炒白芍的炮制作用是（　　）
44. 土炒白芍的炮制目的是（　　）

A. 增强活血补血调经作用　　B. 既能补血，又不致滑肠
C. 止血和血，治崩中漏下　　D. 补血调经，润肠通便
E. 润肠通便，治血虚便秘

45. 全当归的炮制作用是（　　）
46. 酒当归的炮制作用是（　　）
47. 油炙当归的炮制作用是（　　）
48. 土当归的炮制作用是（　　）
49. 当归炭的炮制作用是（　　）

A. 升提药力，增强药物活血通络作用
B. 引药入肝，增强药物疏肝化瘀止痛作用
C. 制其寒性，增强和胃止呕作用
D. 引药下行，增强滋阴降火作用
E. 协同疗效，增强药物润肺止咳作用

50. 酒炙法的主要炮制目的是（　　）
51. 醋炙法的主要炮制目的是（　　）
52. 盐炙法的主要炮制目的是（　　）
53. 姜炙法的主要炮制目的是（　　）
54. 蜜炙法的主要炮制目的是（　　）

A. 苦寒性强，偏于泻火解毒，清热燥湿
B. 引药入肾，增强泻相火、退虚热的作用
C. 引药上行，升提药力，清血分湿热
D. 清湿热之中兼具涩性，产生止血作用
E. 缓和苦寒药性，增强清热止呕作用

55. 酒黄柏的炮制作用是（　　）
56. 盐黄柏的炮制作用是（　　）
57. 黄柏炭的炮制作用是（　　）
58. 生黄柏的炮制作用是（　　）

A. 醋三棱　B. 醋青皮　C. 醋郁金　D. 醋艾叶　E. 醋莪术

59. 醋炙后增强破瘀散结、止痛作用的是（　）

60. 醋炙后引药入血，增强疏肝止痛作用的是（　）

61. 醋炙后缓和对胃的刺激性，增强逐寒止痛作用的是（　）

A. 毒性降低，可供内服　B. 毒性降低，缓和峻泻作用

C. 行气解郁，调经止痛　D. 增强疏肝止痛作用

E. 增强活血止痛，收敛生肌作用

62. 醋炙狼毒的主要目的是（　）

63. 醋炙没药的主要目的是（　）

A. 增强补中益气作用　B. 缓和药性

C. 增强润肺止咳作用　D. 矫味、消除副作用

E. 长于泻火解毒、化痰止咳

64. 黄芪蜜炙后（　）

65. 马兜铃蜜炙后（　）

66. 枇杷叶蜜炙后（　）

67. 麻黄蜜炙后（　）

68. 生甘草的主要作用是（　）

A. 生麻黄　B. 蜜炙麻黄　C. 麻黄绒　D. 蜜炙麻黄绒　E. 去节麻黄

69. 在《伤寒论》中，“麻黄汤”中应用（　）

70. 表证已解而喘咳较重应首选（　）

71. 老人、幼儿等体虚的风寒感冒应首选（　）

72. 在“越婢汤”中最好选用（　）

73. 外表风寒、表实无汗应选用（　）

A. 增强温肾助阳的作用　B. 缓和药物性能

C. 引药归经　D. 增强滋补气血的作用

E. 增强补肾壮阳的作用

74. 蛤蚧酒炙可（　）

75. 三七油炸可（　）

76. 淫羊藿羊脂炙可（　）

(三) X 型题

77. 酒炙的炮制目的是（　）

A. 缓和苦寒药性，引药上行，清上焦邪热

B. 利于溶出，协同发挥作用，增强活血通络功能
C. 除去或减弱腥臭气味，便于服用，发挥疗效
D. 引药入肝，增强活血散瘀，疏肝止痛的作用
E. 引药下行，增强滋阴降火、疗疝止痛的作用

78. 下列叙述中正确的是（　　）
A. 熟大黄经蒸或炖加热炮制后结合性大黄酸显著减少
B. 大黄炭经加热炮制后大黄素 -6- 甲醚和大黄酚含量增加
C. 姜炙厚朴经加热和加姜炮制后厚朴酚含量增加
D. 酒炙黄柏经加热和加酒炮制后黄柏小檗碱含量减少
E. 酒炙牛膝经加热和加酒炮制后齐墩果酸含量增加

79. 目前研究结果表明，下列叙述中正确的是（　　）
A. 川芎酒炙后总生物碱含量提高
B. 白芍酒炙后白芍苷含量降低
C. 常山酒炙后常山碱含量提高
D. 丹参酒炙后水溶性总酚浸出量增高
E. 益母草炒炭后生物碱含量提高

80. 炮制对大黄药理作用的影响有（　　）
A. 大黄的不同炮制品泻下作用均比生品降低
B. 酒炒大黄与酒炖大黄的抑菌能力与生品相近
C. 动物实验中酒炒大黄消炎作用与生品相似
D. 生大黄、熟大黄和大黄炭均有良好的止血作用
E. 炮制能降低大黄对胃肠道引起的腹痛等副作用

81. 盐炙药物的炮制目的有（　　）
A. 引药入肾，增强药物补肝肾的作用
B. 引药下行，增强药物疗疝止痛的功效
C. 协同疗效，增强滋阴降火、清热凉血功效
D. 缓和辛燥之性，增强补肾固精作用
E. 升提药力，增强药物活血化瘀的作用

82. 姜炙法的炮制目的有（　　）
A. 制其寒性，增强和胃降逆止呕作用
B. 缓和对咽喉的刺激性，增强药物疗效
C. 引药下行，增强药物疗疝止痛的功效
D. 引药入肾，增强药物补肝肾的作用
E. 缓和苦寒药性，引药上行，清上焦邪热

83. 下列药物中常用酒炙法矫味矫臭的药物是（　　）
A. 蕲蛇　B. 蟾酥　C. 蛇蜕　D. 乌梢蛇　E. 地龙

84. 下列叙述正确的是（　　）

A. 酒炙牛膝镇痛作用强而持久
B. 醋炙白芍解痉、镇痛作用较生品明显
C. 盐炙杜仲降压作用比生杜仲强
D. 姜炙厚朴抗溃疡作用较生品增强
E. 姜炙草果对小鼠解痉、镇痛作用增强

85. 下列药物既用酒炙法又用盐炙法炮制的药物有（ ）
A. 牛膝 B. 黄柏 C. 黄连 D. 续断 E. 川芎

86. 黄柏的炮制作用有（ ）
A. 切丝便于调剂，煎出药效成分
B. 生用偏于泻火解毒，清热燥湿
C. 盐炙引药入肾，增强滋阴泻火作用
D. 酒炙引药上行，清上焦血分湿热
E. 炒炭清热之中兼具涩性，用于止血

87. 巴戟天炮制作用有（ ）
A. 除去木心，保证用量准确
B. 盐炙引药入肾，温而不燥
C. 甘草制增强补肾助阳、强筋壮骨的作用
D. 蜜炙增强补脾益气作用
E. 土炒增强补中止泻的疗效

88. 姜炙厚朴的炮制目的是（ ）
A. 消除对咽喉的刺激性 B. 消除滑肠泻下的副作用
C. 增强补脾益气作用 D. 增强宽中和胃作用
E. 增强疏肝止痛作用

89. 下列药物常用醋炙法炮制的有（ ）
A. 郁金 B. 常山 C. 青皮 D. 益智仁 E. 地龙

90. 醋制法多适用于哪几类药材的炮制（ ）
A. 疏肝行气药 B. 散瘀止痛药
C. 峻下逐水药 D. 收敛固涩药
E. 活血通络药

91. 现代研究证明，延胡索醋制后（ ）
A. 总生物碱煎出量增加 B. 季铵碱含量增加
C. 叔铵碱含量增加 D. 季铵碱含量减少
E. 叔铵碱含量减少

92. 蜜炙后能增强补脾益气作用的药物有（ ）
A. 甘草 B. 百合 C. 黄芪 D. 旋覆花 E. 白前

93. 蜜炙后能缓和药性的药物有（ ）
A. 紫菀 B. 枇杷叶 C. 桑白皮 D. 款冬花 E. 麻黄

94. 蜜炙甘草的炮制目的是（　　）
A. 增强清热解毒作用　　B. 增强补中益气作用
C. 矫味矫臭　　D. 增强缓急止痛作用
E. 增强祛痰止咳作用

95. 蜜炙后可以矫味，消除呕吐副作用的药物有（　　）
A. 百部　　B. 马兜铃　　C. 桂枝　　D. 瓜蒌皮　　E. 白薇

96. 下列哪些药物蜜炙后能增强润肺止咳功效（　　）
A. 百合　　B. 黄芪　　C. 党参　　D. 百部　　E. 枇杷叶

97. 蜜炙法的炮制目的是（　　）
A. 增强润肺止咳的作用　　B. 增强补脾益气的作用
C. 缓和药物性能　　D. 矫正苦劣之味
D. 消除呕吐的副作用

98. 关于淫羊藿的功用，下列哪些说法是正确的（　　）
A. 生用祛风湿　　B. 生用强筋骨
C. 生用祛风通络　　D. 羊脂炙增强温肾助阳作用
E. 羊脂炙增强补肝肾作用

99. 油炙法的炮制目的有（　　）
A. 增强疗效　　B. 利于粉碎　　C. 便于服用　　D. 缓和药性　　E. 降低毒性

三、改错题

1. 五灵脂宜采用先拌酒闷润至酒被吸尽后再用文火炒干（　　）
2. 盐炙杜仲采用先拌盐水闷润至被吸尽后再用文火炒干（　　）
3. 盐车前子采用先拌盐水闷润至被吸尽后再用文火炒干（　　）
4. 乌梢蛇、蕲蛇、蛇蜕等常用白酒拌润后再用文火炒干法炮制（　　）
5. 黄连切片宜用蒸煮加热软化，以免生物碱成分流失（　　）
6. 蟾酥用白酒炮制的方法是先拌匀闷润后再用文火炒干（　　）
7. 牛膝酒炙后引药下行，增强通淋行瘀的作用（　　）
8. 知母泻肺、胃之火宜生用；泻肾火、清虚热宜用盐炙品（　　）
9. 杜仲一般不生用，处方开杜仲应付盐炙杜仲（　　）
10. 厚朴辛味峻烈，对咽喉有刺激性，内服一般都不生用（　　）
11. 醋炙甘遂时，每 100kg 甘遂用米醋 20kg（　　）
12. 醋炙柴胡时，每 100kg 柴胡用米醋 30kg（　　）
13. 醋炙艾叶时，每 100kg 艾叶用米醋 15kg（　　）
14. 商陆醋炙后商陆皂苷甲含量升高，毒性降低（　　）
15. 京大戟醋炙后降低毒性并增强泻下作用（　　）
16. 药效学实验表明，醋制香附的解痉、镇痛作用优于生品（　　）
17. 黄芪蜜炙后可增强补气作用（　　）

18. 蜜炙百合每 100kg 药物用炼蜜 5kg（　　）
19. 生黄芪多用于内伤劳倦、脾虚泄泻、脱肛等一切气衰血虚之证（　　）
20. 百部蜜炙后可增强驱风灭虱作用（　　）
21. 旋覆花蜜炙后可增强降逆化痰作用（　　）
22. 甘草蜜炙后增强清热解毒、清利咽喉的作用（　　）
23. 蛤蚧净制时，应除去头（齐眼处）、足及鳞片（　　）
24. 羊脂炙淫羊藿，一般用炼羊脂 30%（　　）

四、名词解释题

1. 炙法
2. 酒炙法
3. 醋炙法
4. 盐炙法
5. 姜炙法
6. 榨汁
7. 煮汁
8. 蜜炙法
9. 炼蜜
10. 油炙法

五、简答题

1. 何谓炙法？
2. 简述炙法的炮制作用。
3. 何谓酒炙法？
4. 何谓盐炙法？
5. 何谓姜炙法？
6. 先炒药后加盐水的炮制方法适用于哪些药物？为什么？
7. 盐炙法适用于那些药物？
8. 常山有哪些炮制品？其炮制作用是什么？
9. 简述酒蟾酥的炮制方法和炮制操作时的注意事项。
10. 简述乌梢蛇的炮制方法。
11. 简述蕲蛇的炮制作用。
12. 简述续断的炮制方法。
13. 简述续断炮制作用。
14. 简述盐炙补骨脂的炮制方法和炮制作用。
15. 简述砂仁的炮制方法和炮制作用。
16. 简述竹茹的炮制方法和炮制作用。

17. 简述醋炙的主要目的。
18. 简述醋炙的主要操作方法及其适应的药物。
19. 简述醋炙法操作时的注意事项。
20. 蜜炙法常用于哪些药物的炮制？
21. 简述蜜炙的目的。
22. 简述蜜炙的操作方法。
23. 简述蜜炙的注意事项。
24. 简述蜜的炼制方法和理由。
25. 简述酥制蛤蚧的成品性状。
26. 简述油脂涂酥的操作工艺。

六、问答题

1. 炙法与炒法的异同点有哪些？
2. 酒炙法的炮制目的是什么？并举例说明。
3. 何谓“先拌酒后炒药”？为什么酒炙法多采用此种炮制方法？
4. 黄连的炮制方法和炮制作用及临床应用有哪些不同？
5. 大黄的炮制工艺和炮制作用各是什么？其炮制原理是什么？
6. 当归的炮制工艺和炮制作用各是什么？其不同炮制品的临床作用有何不同？
7. 白芍的炮制工艺和炮制作用各是什么？
8. 盐炙的炮制目的有哪些？并举例说明。
9. 黄柏的炮制工艺、炮制作用及临床作用各是什么？
10. 知母的炮制工艺和炮制作用各是什么？
11. 盐杜仲的炮制方法是什么？如何辨别生杜仲与盐炙杜仲？其炮制作用和原理是什么？
12. 如何炮制车前子？其炮制作用和炮制原理是什么？
13. 生姜作为炮制辅料，其作用有哪些？如何制备姜汁？
14. 姜炙的炮制目的是什么？并举例说明。
15. 姜炙厚朴的炮制方法有哪些？其炮制作用和炮制原理是什么？
16. 醋炙法的操作方法、适用药物及注意事项各是什么？
17. 香附常用的炮制方法和炮制作用各是什么？
18. 炮制对商陆化学成分有何影响？
19. 炮制对商陆药理作用有何影响？
20. 炮制对芫花化学成分有何影响？
21. 炮制对芫花药理作用有何影响？
22. 麻黄有几个常用炮制品，其作用特点是什么？
23. 以甘草为例，论述“生凉熟温”的炮制理论。
24. 油炙法通常有几种方法？操作时应注意什么？

参考答案

一、填空题

1. 酒炙　醋炙　盐炙　姜炙　蜜炙　油炙
2. 活血散瘀　祛风通络　动物类
3. 黄酒　每 100kg 药物，用黄酒 10 ～ 20kg
4. 祛痰止咳　降逆止呕
5. 10kg　生姜的 1/3
6. 2kg　4 ～ 5 倍
7. 补肾固精　疗疝　利尿
8. 蟾酥
9. 0.7%　0.4%
10. 11.0%　12.0%
11. 2.0%　3.0%　4.0%　3.0%
12. 5.0%　5.0%
13. 75kg　40kg
14. 止血　破血　补血
15. 醋莪术
16. 米醋　喷炒
17. 延胡索乙素
18. 润炒法　喷炒法
19. 醋煮法
20. 止咳平喘　补脾益气
21. 味甘性凉　泻火解毒润肺止咳　甘温　益气缓急止痛
22. 益卫固表、托毒生肌、利尿退肿　补中益气
23. 缓和苦寒　增强润肺止咳作用　矫味、避免呕吐
24. 麻黄生品　发汗解表，利水消肿　蜜麻黄　发汗作用缓和，以宣肺平喘力胜　麻黄绒　作用缓和　蜜麻黄绒　作用更缓和
25. 降气止咳平喘　肺热咳喘
26. 清肺止咳　肺热咳嗽　肺燥或肺阴不足，咳嗽少痰
27. 润肺止咳作用较强　肺痨咳嗽　痰中带血或肺燥干咳
28. 凉后密闭贮存　吸潮发黏或发酵变质
29. 25kg
30. 麻油　羊脂油
31. 微黄色　光亮

二、选择题

（一）A 型题

1.E 2.C 3.C 4.B 5.D 6.C 7.A 8.C 9.B 10.A 11.C 12.B 13.D 14.C 15.B 16.E 17.A 18.B 19.B 20.B 21.B 22.D 23.B 24.B 25.D 26.B 27.D 28.A 29.B 30.A

（二）B 型题

31.B 32.C 33.D 34.A 35.D 36.A 37.B 38.C 39.E 40.A 41.B 42.C 43.D 44.E 45.D 46.A 47.E 48.B 49.C 50.A 51.B 52.D 53.C 54.E 55.C 56.B 57.D 58.A 59.A 60.C 61.D 62.A 63.E 64.A 65.D 66.C 67.B 68.B 69.E 70.B 71.C 72.A 73.A 74.E 75.D 76.A

（三）X 型题

77.ABC 78.ABCDE 79.ABD 80.ABCDE 81.ABCD 82.AB 83.ACDE 84.ABCDE 85.ABD 86.ABCDE 87.ABC 88.AD 89.AC 90.ABCD 91.ACD 92.AC 93.ACDE 94.B 95.BD 96.ADE 97.AB 98.ABD 99.ABC

三、改错题

1.× 应改为：五灵脂宜采用先炒药再拌酒的方法炮制。
2.× 应改为：盐炙杜仲采用先拌盐水闷润至被吸尽后再用中火炒干。
3.× 应改为：盐车前子采用先炒药再拌盐水炒的方法炮制。
4.× 应改为：乌梢蛇、蕲蛇、蛇蜕等常用黄酒拌润后再用文火炒干法炮制。
5.× 应改为：黄连切片宜用抢水洗方法软化，以免生物碱成分流失。
6.× 应改为：蟾酥用白酒炮制的方法是先拌匀闷润搅拌后再干燥捣碎。
7.× 应改为：牛膝盐炙后引药下行，增强通淋行瘀的作用。
8. √
9. √
10. √
11.× 应改为：醋炙甘遂时，每 100kg 甘遂用米醋 30kg。
12.× 应改为：醋炙柴胡时，每 100kg 柴胡用米醋 20kg。
13. √
14.× 应改为：商陆醋炙后商陆皂苷甲含量最低，毒性降低。
15.× 应改为：京大戟醋炙后降低毒性并缓和泻下作用。

16.√

17.√

18.√

19.× 应改为：生黄芪多用于表卫不固的自汗或体虚易于感冒，气虚水肿，痈疽不溃或溃久不敛。

20.× 应改为：百部蜜炙后可缓和对胃的刺激性，并增强润肺止咳的功效。

21.× 应改为：旋覆花蜜炙后长于润肺止咳，降气平喘。

22.× 应改为：甘草蜜炙后以补脾和胃、益气复脉力胜。

23.× 应改为：蛤蚧净制时，应除去头（齐眼处）、足爪及鳞片。

24.× 应改为：羊脂炙淫羊藿，一般用炼羊脂20%。

四、名词解释题

1. 将净选或切制后的药物，加入定量的液体辅料拌炒，使辅料逐渐渗入药物组织内部的炮制方法称为炙法。

2. 将净选或切制后的药物，加入定量黄酒拌炒的方法称为酒炙法。黄酒的用量：一般为每100kg药物，用黄酒10～20kg。

3. 将净选或切制后的药物，加入定量米醋拌炒至规定程度的方法称为醋炙法。

4. 将净选或切制后的药物，加入定量食盐水溶液拌炒的方法称为盐炙法。

5. 将净选或切制后的药物，加入定量姜汁拌炒的方法，称为姜炙法。

6. 将生姜洗净切碎，置适宜容器内捣烂，加适量水，压榨取汁，残渣再加水共捣，压榨取汁，如此反复2～3次，合并姜汁，备用。

7. 取净生姜片，置锅内，加适量水煮，过滤，残渣再加水煮，又过滤，合并两次滤液，适当浓缩，取出备用。

8. 将净选或切制后的药物，加入定量熟蜜拌炒的方法称为蜜炙法。

9. 将蜂蜜置锅内，加热至徐徐沸腾后，改用文火，保持微沸，并除去泡沫及上浮蜡质，然后用罗筛或纱布滤去死蜂、杂质，再倾入锅内，加热至116~118℃，满锅起浅黄色有光泽的“鱼眼泡”，用手捻之有黏性，两指间尚无长白丝出现时，迅速出锅。

10. 将净选或切制后的药物，与定量的食用油脂共同加热处理的方法称为油炙法。

五、简答题

1. 答：将净选或切制后的药物，加入一定量的液体辅料拌炒，使辅料逐渐深入药物组织内部的炮制方法称为炙法。

2. 答：药物吸入液体辅料经加工炒制后在性味、功效、作用趋向、归经和理化性质方面均能发生某些变化，起到降低毒性、抑制偏性、增强疗效、矫臭和矫味、使有效成分易于溶出等作用，从而达到最大限度地发挥疗效。

3. 答：将净选或切制后的药物，加入一定量酒拌炒的方法称为酒炙法。

4. 答：将净选或切制后的药物，加入一定量食盐水溶液拌炒的方法称为盐炙法。

5. 答：将净选或切制后的药物，加入定量姜汁拌炒的方法，称为姜炙法。

6. 答：适用于含黏液质多的车前子、知母等药物。因这类药物遇水容易发黏，盐水不易渗入，炒时又容易粘锅，所以需先将药物加热炒去部分水分，并使药物质地变疏松，再喷洒盐水，以利于盐水渗入。

7. 答：盐炙法多用于补肾固精、疗疝、利尿和泻相火的药物。

8. 答：有常山、炒常山、酒常山。常山性味苦、辛，寒，有毒，归肺、肝、心经，生用上行，有较强的涌吐痰饮作用，多用于胸膈痰饮积聚。炒黄或酒炙后可减轻恶心呕吐的副作用，毒性降低，既可单用浸酒或酒煎服以治疟疾，也可配伍以祛痰截疟。

9. 答：取蟾酥，捣碎，加入定量白酒浸渍，时常搅动至呈稠膏状，干燥，粉碎。每100kg 蟾酥，用白酒 20kg。

本品有毒，在研制蟾酥细粉时，应采取适当的防护措施，因其粉末对人体裸露部分和黏膜有很强的刺激，并应防止吸入而中毒。

10. 答：炮制方法：乌梢蛇：取原药材，除去头、鳞片及灰屑，切段，筛去碎屑。乌梢蛇肉：取乌梢蛇，除去头、鳞片及灰屑，用定量黄酒闷透后，取出趁湿除去皮骨，切段，干燥，筛去碎屑。每 100kg 乌梢蛇，用黄酒 20kg。酒乌梢蛇：取净乌梢蛇段，加入定量黄酒拌匀，稍闷润，待酒被吸尽后，置炒制容器内，用文火加热，炒至微黄色，取出晾凉，筛去碎屑。每 100kg 乌梢蛇段，用黄酒 20kg。

11. 答：蕲蛇性味甘、咸，温，有毒。除去头、鳞，消除毒性。生品气腥，不利于服用和粉碎，临床较少应用。经酒制后，能增强祛风、通络、止痉的作用，并可矫味，减少腥气，便于粉碎和制剂，临床多用酒制品。本品用于风湿顽痹、肢体麻木、筋脉拘挛、中风、口眼㖞斜、半身不遂、破伤风、小儿急慢性惊风、痉挛抽搐、惊厥。

12. 答：续断：取原药材，除去杂质，洗净，润透，切薄片，干燥，筛去碎屑。酒续断：取续断片，加入定量黄酒拌匀，稍闷润，待酒被吸尽后，置于炒制容器内，用文火加热，炒至微带黑色时，取出晾凉，筛去碎屑。每 100kg 续断片，用黄酒 10kg。盐续断：取续断片，用盐水拌匀，稍闷润，待酒被吸尽后，置炒制容器内，用文火加热，炒干，取出晾凉，筛去碎屑。每 100kg 续断片，用食盐 2kg。

13. 答：续断生品以补肝肾、强筋骨为主，用于腰膝酸软、关节痹痛。酒炙后，能增强通血脉、续筋骨、止崩漏的作用，多用于崩漏经多、胎漏下血、跌打损伤、乳痈肿痛。盐炙后引药下行，能增强补肝肾、强腰膝的作用，用于腰背酸痛、足膝软弱。

14. 答：取净补骨脂，加盐水拌匀，闷润，待盐水被吸尽后，置于炒制容器内，用文火加热，炒至微鼓起、迸裂并有香气逸出时，取出晾凉。每 100kg 补骨脂，用盐 2kg。盐炙并炒香，可引药入肾，增强温肾助阳、纳气、止泻的作用，用于阳痿遗精、遗尿尿频、腰膝冷痛、肾虚作喘、五更泄泻。

15. 答：砂仁：取原药材，除去杂质。用时捣碎。盐砂仁：取净砂仁，加盐水拌匀，稍闷，待盐水被吸尽后，置炒制容器内，用文火加热炒干，取出晾凉。每 100kg 砂仁，用食盐 2kg。砂仁性温，味辛；归脾、胃、肾经。砂仁生品辛香，具有化湿开胃、温脾止泻、理气安胎的作用，用于湿浊中阻、脘痞不饥、脾胃虚寒、呕吐泄泻、妊娠恶阻。

盐砂仁辛燥之性略减，温而不燥，并能引药下行，增强温中暖肾、理气安胎的作用，用于霍乱转筋、胎动不安。

16. 答：取竹茹段或团，加姜汁拌匀，稍润，待姜汁被吸尽后，置炒制容器内，用文火加热，如烙饼法将两面烙至微黄色，取出晾凉。每 100kg 竹茹，用生姜 10kg。竹茹生品长于清热化痰、除烦，用于痰热咳嗽或痰火内扰、心烦不安。姜制后能增加降逆止呕的功效，多用于呕哕、呃逆。

17. 答：醋炙的目的如下。

（1）引药入肝，增强活血止痛的作用。

（2）降低毒性，缓和药性。

（3）矫臭矫味。

18. 答：醋炙的主要操作方法如下。

（1）先拌醋后炒药　将净制或切制后的药物，加入定量的米醋拌匀，闷润，待醋被吸尽后，置炒制容器内，用文火炒至一定程度，取出晾凉，即得。此法适用于大多数植物类药材，如甘遂、商陆、芫花、柴胡、三棱等。

（2）先炒药后喷醋　将净选后的药物，置炒制容器内，炒至表面熔化发亮（树脂类）或炒至表面颜色改变，有腥气溢出（动物粪便类）时，喷洒定量米醋，炒至微干，取出后继续翻动，摊开晾干。此法适于用树脂类、动物粪便类药材，如乳香、没药、五灵脂等。

19. 答：醋炙法操作注意事项如下。

（1）醋炙前药材应大小分档。

（2）若醋的用量较少，不易与药材拌匀时，可加适量水稀释后，再与药材拌匀。

（3）应文火炒制，勤加翻动，使受热均匀，炒至规定的程度。

（4）树脂类、动物粪便类药材必须用先炒药后喷醋的方法；出锅要快，防熔化黏锅，摊晾时宜勤翻动，以免相互粘结成团块。

20. 答：蜂蜜性味甘平，有甘缓益脾、润肺止咳、矫味等作用。因此，蜜炙法多用于止咳平喘、补脾益气的药物。

21. 答：蜜炙的目的：①增强润肺止咳的作用；②增强补脾益气的作用；③缓和药性；④矫味和消除副作用。

22. 答：蜜炙的操作方法：①先拌蜜后炒法：取定量的炼蜜，加适量的开水稀释，再与药物拌匀，放置闷润，使蜜逐渐渗入药物组织内部，然后将药物置锅内，用文火加热炒至颜色加深、松散不黏手时，取出摊晾，凉后及时收贮。此法一般药材都可采用。②先炒药后加蜜法：先将药物置于锅内，用文火加热炒至颜色加深时，再加入已稀释的炼蜜，迅速翻动，使蜜与药物拌匀，炒至松散不黏手时，取出摊凉，凉后及时收贮。此法适用于质地致密、蜂蜜不易被吸收的药物，如百合等。这些药物先炒后失去部分水分，质地略变酥脆，蜜则容易被吸收。

蜜炙药物所用炼蜜用量应视药材的性质而定。一般质地疏松、纤维多的药物用蜜量宜大；质地坚实、黏性较强、油分较重的药物用蜜量宜小。

通常为每100kg药物，用炼蜜25kg左右。

23. 答：蜜炙药物注意事项：①炼蜜时，火力不宜过大，以免溢出锅外或焦化。此外，若蜂蜜过于黏稠，可加适量开水稀释。②蜜炙所用的炼蜜不可过老，否则黏性太强，不易与药物拌匀。③蜜炙时，火力一定要小，多用文火，以免蜂蜜焦化糊锅。加热的时间可稍长，要尽量将水分除去，避免药物发霉。④蜜炙药物须凉后密闭贮存，以免吸潮发黏或发酵变质。

24. 答：炼蜜分三种，即嫩蜜、中蜜、老蜜。炮制一般用嫩蜜，少用中蜜，不用老蜜。其炼制方法：将蜂蜜置于锅中，加热至沸后，用适宜的筛网滤去死蜂及杂质，然后继续加热，保持微沸，除去泡沫和上浮蜡质，至起鱼眼泡，色泽无明显变化，用手捻之较生蜜粘性较强，即可迅速出锅。嫩蜜炼制温度为105～115℃，嫩蜜的含水量在20%以上。

蜂蜜虽言性平，实则生用性偏凉，能清热解毒；熟则性偏温，以补脾气、润肺燥之力胜。所以蜜炙的蜜要炼制。

25. 答:（1）酒酥蛤蚧色稍黄，质较脆，微有酒气。

（2）油酥蛤蚧色稍黄，质较脆，具香酥气。

26. 答：将动物类药物块或短节，置火上加热，用油脂涂布，加热烘烤，待油脂渗入药内后，再涂再烤，反复操作，直至药物质地酥脆，晾凉或粉碎。

六、问答题

1. 答：炙法与加辅料炒法在操作方法上基本相似，均加入辅料加热拌炒。加辅料炒法使用固体辅料，掩埋翻炒使药物受热均匀或黏附表面共同入药；而炙法则是用液体辅料，拌匀闷润使辅料渗入药物内部发挥作用。加辅料炒的温度较高，一般用中火或武火，在锅内翻炒时间较短，药物表面颜色变黄或加深；炙法所用温度较低，一般用文火，在锅内翻炒时间稍长，以药物炒干为宜。“炒者取芳香之性”，以缓性为主；“炙者取中和之性”，以增效为主。

2. 答:（1）改变药性，引药上行：临床上常用的一些苦寒药，性本沉降下行，多用于清中、下焦湿热。酒炙后不但能缓和寒性，免伤脾胃阳气，并可借酒升提之力引药上行，而能清上焦邪热，如大黄、黄连、黄柏等。

（2）增强活血通络的作用：酒制能改变药物组织的物理状态，有利于成分的浸润、溶解、置换、扩散与溶出过程的进行，即可产生某些“助溶”作用，提高有效成分的溶出率。临床上常用的一些活血祛瘀、通络药多用酒炙，一方面使酒与药物协同发挥作用，另一方面使药物有效成分易于煎出而增强疗效，如当归、川芎、桑枝等。

（3）矫臭去腥：一些具有腥气的动物类药物，经酒炙后可除去或减弱腥臭气，如乌梢蛇、蕲蛇、紫河车等。

3. 答：即将净制或切制后的药物与一定量的酒拌匀，稍闷润，待酒被吸尽后，置炒制容器内，用文火炒干，取出晾凉。此法适用于质地较坚实的根及根茎类药物，如黄连、川芎、白芍等。酒炙法的操作方法，一般多采用先拌酒后炒药法，因先炒药后加酒拌炒的方法不易使酒渗入药物内部，加热翻炒时，酒易迅速挥发，所以除个别药物适用此法外，大多数药物均适用先拌酒闷润至完全吸收后用温火炒干的炮制方法。

4. 答：（1）黄连：取原药材，除去杂质，抢水洗净，润透，切薄片，干燥，筛去碎屑；或用时捣碎。

（2）酒黄连：取黄连片，加入定量黄酒拌匀，稍闷润，待酒被吸尽后，置炒制容器内，用文火加热，炒干，取出晾凉，筛去碎屑。每 100kg 黄连片，用黄酒 12.5kg。

（3）姜黄连：取黄连片，用姜汁拌匀，稍闷润，待姜汁被吸尽后，置炒制容器内，用文火加热炒干，取出晾凉，筛去碎屑。每 100kg 黄连片，用生姜 12.5kg 或干姜 4kg，绞汁或煎汁。

（4）萸黄连：取吴茱萸加适量水煎煮，取汁去渣，煎液与黄连片拌匀，稍闷润，待药液被吸尽后，置炒制容器内，用文火加热，炒干，取出晾凉，筛去碎屑。每 100kg 黄连片，用吴茱萸 10kg。

黄连性味，苦寒，归心、肝、胃、大肠经，具有泻火解毒、清热燥湿的功能，用于湿热痞满、呕吐、泻痢、黄疸、高热神昏、心火亢盛、心烦不寐、目赤吞酸、牙痛、消渴、痈肿疔疮，外治湿疹、湿疮、耳道流脓。如用于治热毒壅盛、高热烦躁及痈疽疔疮的黄连解毒汤；治气血两燔的清瘟败毒饮；治热痢泄泻的白头翁汤。酒炙黄连能引药上行，缓其寒性，善清头目之火，如用于治目赤肿痛、口舌生疮的黄连天花粉丸。姜炙黄连缓和其苦寒之性，并增强止呕作用，如用于治湿热中阻、胃失和降、呕吐、泄泻的香姜散；治脘胁疼痛、嗳气吞酸、大便热泻的萸连丸。吴萸制黄连抑制其苦寒之性，使黄连寒而不滞，以清气分湿热、散肝胆郁火为主，如用于治积滞内阻、胸膈痞闷、胁肋胀满或下痢脓血的大香连丸。

5. 答：（1）炮制工艺：大黄：取原药材，除去杂质，大小分开，洗净，捞出，淋润至软后，切厚片或小方块，晾干或低温干燥，筛去碎屑。酒大黄：取大黄片或块，用黄酒喷淋拌匀，稍闷润，待酒被吸尽后，置炒制容器内，用文火炒干，色泽加深，取出晾凉，筛去碎屑。每 100kg 大黄片或块，用黄酒 10kg。熟大黄：取大黄片或块，置木甑、笼屉或其他容器内，隔水蒸至大黄内外均呈黑色为度，取出，干燥。或取大黄片或块，用黄酒拌匀，闷 1 ～ 2 小时至酒被吸尽，装入炖药罐内或适宜容器内，密闭，隔水炖 24 ～ 32 小时至大黄内外均呈黑色时，取出，干燥。每 100kg 大黄片或块，用黄酒 30kg。大黄炭：取大黄片或块，置炒制容器内，用武火加热，炒至外表呈黑色时，取出，晾凉。醋大黄：取大黄片或块，用米醋拌匀，稍闷润，待醋被吸尽后，置炒制容器内，用文火加热，炒干，取出，晾凉，筛去碎屑。每 100kg 大黄片或块，用米醋 15kg。清宁片：取大黄片或块，置煮制容器内，加水漫过药面，用武火加热，煮烂时，加入黄酒（100 ∶ 30）搅拌，再煮成泥状，取出晒干，粉碎，过 100 目筛，取细粉，再与黄酒、炼蜜混合成团块状，置笼屉内蒸至透，取出揉匀，搓成直径约 14mm 的圆条，于 50 ～ 55℃低温干燥，烘至七成干时，装入容器内，闷约 10 天至内外湿度一致，手摸有挺劲，取出，切厚片，晾干。筛去碎屑。每 100kg 大黄片或块，用黄酒 75kg，炼蜜 40kg。

（2）炮制作用：大黄性味，苦寒，归脾、胃、大肠、肝、心包经。生大黄苦寒沉降，气味重浊，走而不守，直达下焦，泻下作用峻烈，攻积导滞，泻火解毒力强，用于实热便秘、高热、谵语、发狂、吐血、衄血、湿热黄疸、跌打瘀肿、血瘀经闭、产后瘀阻腹痛、痈肿疔毒，外治烧烫伤。酒炙大黄其苦寒泻下作用稍弱，并借酒升提之性，引药上行，善清上焦血分热毒，用于目赤咽肿、齿龈肿痛。熟大黄经酒蒸后，泻下作用缓和，减轻腹痛的副作用，并增强活血祛瘀之功。大黄炭泻下作用极微，并有凉血化瘀止血作用，用于血热有瘀出血。醋大黄泻下作用稍弱，以消积化瘀为主，用于食积痞满、产后瘀停。清宁片泻下作用缓和，具有缓泻而不伤气、逐瘀而不败正的作用，用于饮食停滞、口燥舌干、大便秘结之年老、体弱、久病患者，可单用。

（3）炮制原理：大黄中含游离型和结合型蒽醌类衍生物，还含鞣质类、二苯乙烯苷类、色酮类、萘酚苷类和苯丁酮类成分。其中结合性蒽醌为用于泻下的主要有效成分，游离苷元如大黄酸、大黄酚、大黄素、芦荟大黄素、大黄素甲醚等为抑菌、抗肿瘤等有效成分，其泻下作用极其微弱。大黄酚具有降低毛细血管通透性、减少伤口渗出、改善血管脆性、缩短凝血时间、促进血小板生成的作用；大黄素-6-甲醚也有明显的促血凝作用。大黄中鞣质成分也可能与其止血、止泻作用有关。

大黄经酒炒后，结合型蒽醌有所减少。熟大黄经蒸、炖后，其结合型与游离型蒽醌衍生物均减少，其中结合型大黄酸显著减少，番泻苷仅余微量。大黄炒炭后，其结合型大黄酸大量破坏，但仍保留少量的各型蒽醌类衍生物，番泻苷已不存在。实验证明，大黄炭中的大黄酚含量为生大黄的2.7倍左右，大黄素-6-甲醚为生大黄的4.1倍左右。研究证明，炒大黄中，芦荟大黄素和大黄素两种成分的含量分别为生大黄的2.7倍和3.4倍左右；大黄炭则分别为生大黄的1.9倍和2.8倍左右。

研究表明，酒炒大黄泻下效力比生品降低30%，熟大黄（酒炖）、清宁片降低95%，大黄炭无泻下作用；炮制对大黄解热作用无明显影响；大黄生品、制品煎剂对金黄色葡萄球菌、绿脓杆菌、痢疾杆菌、伤寒杆菌、大肠杆菌等均有一定抑制作用，对金黄色葡萄球菌最敏感。不同炮制品抑菌活性各有特点，酒炒与酒炖大黄保持了与生品相近的抑菌效力，特别是对金黄色葡萄球菌、痢疾杆菌、伤寒杆菌等抑制作用较好。其他炮制品如醋炒大黄、石灰炒大黄及大黄炭对痢疾杆菌、伤寒杆菌的抑制作用明显减弱，但对绿脓杆菌、金黄色葡萄球菌仍保持有较好的抑制作用。熟大黄尚具有对血小板聚集的抑制作用（以热压制品作用最显著）、对小鼠流感病毒性肺炎的治疗作用，以及镇痛、镇静、降尿素氮作用等。生大黄的主要副作用是引起腹痛、恶心、呕吐等胃肠道反应，而熟大黄在应用中，则无上述消化道不适反应，说明适宜的炮制程度可消除这一副作用。

6. 答：（1）炮制工艺：当归（全当归）：取原药材，除去杂质，洗净，稍润，切薄片，晒干或低温干燥。筛去碎屑。酒当归：取当归片，加入定量黄酒拌匀，稍闷润，待酒被吸尽后，置炒制容器内，用文火加热，炒至深黄色，取出晾凉。每100kg当归片，用黄酒10kg。土炒当归：将灶心土粉置炒制容器内，炒至灵活状态，倒入当归片，炒至当归片上粘满细土时（俗称挂土），取出，筛去土，摊凉。每100kg当归片，用灶心土粉30kg。当归炭：取当归片，置炒制容器内，用中火加热，炒至微黑色，取出晾凉。

（2）炮制作用：当归生品质润，具有补血、调经、润肠通便的作用。用于血虚萎黄、眩晕心悸、月经不调、肠燥便秘、痈疽疮痒，如治血虚体亏的当归补血汤；治气乱、月经或前或后的归附丸；治血虚肠燥便秘的润肠丸；治附骨痈及一切恶疮的当归散。

酒炙后，增强活血通经、祛瘀止痛的作用，用于经闭痛经、风湿痹痛、跌打损伤、瘀血肿痛，如治血虚血滞、崩中漏下的四物汤；治血瘕痛胀、脉滞涩的当归蒲延散；治风湿相搏，手足冷痹的蠲痹汤；治从高坠堕、损伤肢体的当归汤。

土炒后，既能增强入脾补血的作用，又能缓和油润而不至滑肠，适用于血虚便溏、腹中时痛。

炒炭后，以止血补血为主，用于崩中漏下、月经过多，如治妇人血崩，以本品与白芍、干姜、棕榈同为炭药，共入散剂。

当归传统习惯止血用当归头，如治疗血崩不止的当归头散；补血用归身，如治血虚烦躁的当归补血汤；破血用当归尾，如治月经逆行从口鼻出；补血活血用全当归，如治痔漏及脱肛便血的连归丸。

7. 答：（1）炮制工艺：白芍：取原药材，除去杂质，大小条分开，洗净，浸泡至六七成透，取出闷润至透，切薄片，干燥。筛去碎屑。酒白芍：取白芍片，加入定量黄酒拌匀，稍闷润，待酒被吸尽后，置炒制容器内，用文火加热，炒干，取出晾凉。筛去碎屑。每 100kg 白芍片，用米醋 15kg。炒白芍：取白芍片，置炒制容器内，用文火加热，炒至表面微黄色，取出晾凉。筛去碎屑。醋白芍：取白芍片，加入定量米醋拌匀，稍闷润，待醋被吸尽后，置炒制容器内，用文火加热，炒干，取出晾凉。筛去碎屑。每 100kg 白芍片，用米醋 20kg。土炒白芍：取定量灶心土（伏龙肝）细粉，置炒制容器内，用中火加热，炒至土呈灵活状态，加入白芍片，炒至表面挂土色，微显焦黄色时，取出，筛去土粉，摊晾。每 100kg 白芍片，用灶心土粉 15kg。

（2）炮制作用：白芍擅于泻肝火，平抑肝阳，养阴祛烦，多用于肝阳上亢、头痛、眩晕、耳鸣、阴虚发热、烦躁易怒。炒白芍寒性缓和，以养血和营、敛阴止汗为主，用于血虚萎黄、腹痛泄泻、自汗盗汗。酒炙后降低酸寒伐肝之性，入血分，善于调经止血，柔肝止痛，用于肝郁血虚、胁痛腹痛、月经不调、四肢挛痛。醋炙后，引药入肝，增强敛血养血、疏肝解郁的作用，用于肝郁乳汁不通、尿血等。土炒可借土气入脾，增强养血和脾、止泻作用，用于肝旺脾虚、腹痛腹泻。

8. 答：盐炙的主要目的：①引药下行，增强疗效。一般补肾药如杜仲、巴戟天、韭菜子等盐炙后能增强补肝肾的作用。小茴香、橘核、荔枝核等药，盐炙后可增强疗疝止痛的功效。车前子等药，盐炙后可增强泻热利尿的作用。益智仁等药，盐炙后则可增强缩小便和固精作用。②增强滋阴降火作用。如知母、黄柏等药，用盐炙可起协同作用，能增强滋阴降火、清热凉血的功效。③缓和药物辛燥之性。如补骨脂、益智仁等药辛温而燥，容易伤阴，盐炙后可拮抗辛燥之性，并能增强补肾固精的功效。

9. 答：（1）炮制工艺：黄柏：取原药材，除去杂质，刮去残留的粗皮，洗净，润透，切丝或块，干燥，筛去碎屑。盐黄柏：取黄柏丝或块，用盐水拌匀，稍闷，待盐水被吸尽后，置炒制容器内，用文火加热，炒干，取出晾凉，筛去碎屑。每100kg黄柏丝或块，用食盐2kg。酒黄柏：取黄柏丝或块，用黄酒拌匀，稍闷，待酒被吸尽后，置炒制容器内，用文火加热，炒干，取出晾凉。筛去碎屑。每100kg黄柏丝或块，用黄酒10kg。黄柏炭：取黄柏丝或块，置炒制容器内，用武文加热，炒至表面焦黑色，内部深褐色，喷淋少许清水灭尽火星，取出晾干。筛去碎屑。

（2）炮制作用及临床应用：黄柏生品苦燥，性寒而沉，泻火解毒和清热燥湿作用较强，多用于湿热泄痢、黄疸、热淋、足膝肿痛、疮疡肿毒、湿疹、烫火伤等，如治湿热痢疾的白头翁汤；治伤寒身黄、发热的栀子柏皮汤；治疮疡疔毒的黄连解毒汤，治烫伤火伤的黄柏散。盐炙可引药入肾，缓和苦燥之性，增强滋肾阴、泻相火、退虚热的作用，多用于阴虚发热、骨蒸劳热、盗汗、遗精、足膝萎软、咳嗽咯血等，如治婴童肾经火盛、阴硬不软的泄肾丸；治阴虚骨蒸、盗汗、遗精的大补阴丸。酒炙后可降低苦寒之性，免伤脾阳，并借酒升腾之力，引药上行，清血分湿热，用于热壅上焦诸证及热在血分，如治目赤、咽喉肿痛、口舌生疮的上清丸；治不渴而小便闭、热在下焦血分的通关丸。黄柏炭清湿热之中兼具涩性，多用于便血、崩漏下血，如治月经过多或崩中漏下，治肠下血而兼有热象者，常配伍他药共用。

10. 答：（1）炮制工艺：知母：取原药材，除去毛状物及杂质，洗净，润透，切厚片，干燥，筛去毛屑。盐知母：取净知母片，置炒制容器内，用文火加热，炒至变色，喷淋盐水，炒干，取出晾凉。筛去碎屑。每100kg知母片，用食盐2kg。

（2）炮制作用：知母生品苦寒滑利，长于清热泻火，生津润燥，泻肺、胃之火尤宜生用，用于外感热病、高热烦渴、肺热燥咳、内热消渴、肠燥便秘。盐炙可引药下行，专于入肾，增强滋阴降火的作用，善清虚热，用于肝肾阴亏、虚火上炎、骨蒸潮热、盗汗遗精。

11. 答：（1）炮制方法：取杜仲丝或块，加盐水拌匀，稍闷，待盐水被吸尽后，置炒制容器内，用中火炒至颜色加深、有焦斑，丝易断时取出晾凉。筛去碎屑。每100kg杜仲块或丝，用食盐2kg。

（2）成品形状：杜仲呈小方块或丝状。外表淡棕色或灰褐色、粗糙，内表面暗紫色、光滑。易折断，断面有细密银白色富弹性的橡胶丝相连。气微，味略苦。盐杜仲颜色加深、有焦斑，银白色橡胶丝减少，弹性减弱，略有咸味。

（3）炮制作用：杜仲具有补肝肾、强筋骨、安胎的作用。生杜仲较少应用，一般仅用于浸酒，如治卒腰痛的杜仲酒。临床以制用为主，以保证和增强疗效。盐炙引药入肾，直达下焦，温而不燥，增强补肝肾、强筋骨、安胎的作用，用于肾虚腰痛、筋骨无力、妊娠漏血、胎动不安、高血压，如用于肾虚腰痛、起坐不利、膝软乏力的青娥丸；用于肝肾亏虚、胎动不安的杜仲丸；治中风筋脉挛急、腰膝无力的杜仲饮；治高血压的杜仲降压片。

（4）炮制原理：杜仲含杜仲胶，属硬橡胶类，其结构为反式异戊二烯聚合物。其有效成分是其所含的多种木质素及其苷类成分、环烯醚萜类成分、酚性成分及多种氨基酸。其中，右旋松脂醇双葡萄糖苷为杜仲主要降压成分。采用高效液相色谱（HPLC）

法测定了生杜仲和清炒、盐炙、砂烫及烘不同方法炮制品中松脂醇二葡萄糖苷的含量。结果表明，杜仲炮制后，松脂醇二葡萄糖苷含量升高，各炮制品之间含量无明显差异。生杜仲、盐杜仲炭和砂烫盐杜仲均能使兔、狗血压明显下降，杜仲炭和砂烫品作用强度基本一致，均比生杜仲强；盐杜仲对猫的降压作用比生杜仲大一倍；杜仲生品、炒炭品、砂烫品三种制品均可减缓大白鼠离体子宫的自发活动，对抗脑垂体后叶素对子宫的作用，杜仲炭和砂烫品的作用强度基本一致，均比生品强；杜仲能使多种动物离体子宫自主收缩减弱，并拮抗子宫收缩剂的作用而解痉，盐制品又强于生品，这与中医用杜仲，特别是用盐杜仲治胎动不安是一致的。

12. 答：(1) 炮制方法：车前子：取原药材，除去杂质，筛去灰屑。炒车前子：取净车前子，置炒制容器内，用文火加热，炒至略有爆声，并有香气逸出时，取出晾凉。盐车前子：取净车前子，置炒制容器内，用文火加热，炒至略有爆声时，喷淋盐水，炒干，取出晾凉。每 100kg 车前子，用食盐 2kg。

(2) 炮制作用：车前子生品长于清热利尿，渗湿通淋，清肺化痰，清肝明目，用于水肿胀满、热淋涩痛、暑湿泄泻、痰热咳嗽、肝火目赤。炒车前子寒性稍减，并能提高煎出效果，作用与生品相似，长于渗湿止泻，祛痰止咳，用于湿浊泄泻，可单用，也可配伍白术同用。盐车前子泻热利尿而不伤阴，并引药下行，增强在肾经的作用，用于肾虚脚肿、眼目昏暗、虚劳梦泄。

(3) 炮制原理：车前子含多种黄酮类成分和多量的黏液质，酸性黏多糖，车前聚糖，并含车前烯醇酸、琥珀酸、腺嘌呤、胆碱等成分。炮制对化学成分有一定的影响。据报道，车前子炮制后，黄酮类成分无质的变化，但含量有差异，炒车前子含量较高，盐车前子次之，生品较低。即清炒和盐炙可提高黄酮类成分含量。

13. 答：生姜味辛性温，具有温中止呕、化痰止咳的功效，和药物共制，可增强疗效，缓和寒性，降低药物副作用。故姜炙法多用于祛痰止咳、降逆止呕及对咽喉有刺激性的药物。姜汁的制备方法：①将生姜洗净切碎，置适宜容器内捣烂，加适量水，压榨取汁，残渣再加水共捣，再压榨取汁，如此反复 2 ～ 3 次，合并姜汁，备用。②取净生姜片，置锅内，加适量水煮，过滤，残渣再加水煮，又过滤，合并两次滤液，适当浓缩，取出备用。注意：制备姜汁时，水的用量不宜过多，一般以最后所得姜汁与生姜的比例为 1 ∶ 1 较适宜。

14. 答：姜炙的目的：①制其寒性，增强和胃止呕作用，如黄连姜炙可制其过于苦寒之性，免伤脾阳，并增强止呕作用。姜炙竹茹则可增强降逆止呕的功效。②缓和副作用，增强疗效，如厚朴对咽喉有一定的刺激性，姜炙可缓和其刺激性，并增强温中化湿除胀的功效。

15. 答：(1) 炮制方法：取原药材，刮去粗皮，洗净，润透，切丝，干燥，筛去碎屑。姜厚朴：取厚朴丝，加姜汁拌匀，闷润，待姜汁被吸尽后，置炒制容器内，用文火加热，炒干，取出晾凉。或者取生姜切片，加水煮汤；另取刮净粗皮的药材，扎成捆，置姜汤中，反复浇淋，并用微火加热共煮，至姜液被吸尽时取出，切丝，干燥。筛去碎屑。每 100kg 厚朴，用生姜 10kg。

（2）炮制作用：厚朴生品辛味峻烈，对咽喉有刺激性，故一般内服都不生用。姜炙后可消除对咽喉的刺激性，并可增强宽中和胃的功效，多用于湿阻气滞、脘腹胀满或呕吐泻痢、积滞便秘、痰饮喘咳、梅核气。

（3）炮制原理研究：厚朴中厚朴碱、木兰箭毒碱、厚朴酚等均有松弛横纹肌的作用，厚朴酚与和厚朴酚能显著抑制胃液分泌，并有抗溃疡作用。厚朴挥发油及浸膏对龋齿的致病菌各型变形链球菌有较强的抑制效果。厚朴碱能使在位小肠张力下降，并具有明显的降压作用，可能又是厚朴的毒性成分。对厚朴生品、清炒品、姜炙品、姜煮品、姜浸品中的厚朴酚进行含量测定。结果表明，清炒品含量最高；三种姜制品亦高于生品，其中又以姜炙品含量最高。样品计重时，扣除炮制失重和水分仍得到以上相同的结果。加热和加姜对厚朴酚的溶出均有影响，但以加热的影响更突出。辅料生姜可使厚朴酚含量增高。炮制品厚朴酚增加的原因可能是厚朴炮制后其组织结构有所改变，从而有利于厚朴酚的溶出。采用大鼠幽门结扎型及应激型两种急性实验性胃溃疡模型，研究厚朴生品、姜炙品及清炒品的抗溃疡作用。结果表明，大鼠口服生厚朴煎剂、姜厚朴煎剂均有抗幽门结扎型溃疡、抗应激型溃疡的作用。姜炙厚朴作用较优，表明厚朴姜炙后和胃作用较生品增强。

16. 答：操作方法及适应药物如下。

（1）先拌醋后炒药　将净制或切制后的药物，加入定量米醋拌匀，闷润，待醋被吸尽后，置炒制容器内，用文火炒至一定程度，取出晾凉，即得。此法适用于大多数植物类药材，如甘遂、商陆、芫花、柴胡、三棱等。

（2）先炒药后喷醋　将净选后的药物，置炒制容器内，炒至表面熔化发亮（树脂类）或炒至表面颜色改变，有腥气溢出（动物粪便类）时，喷洒定量米醋，炒至微干，取出后继续翻动，摊开晾干。此法适用于树脂类、动物粪便类药材，如乳香、没药、五灵脂等。

注意事项：

（1）醋炙前药材应大小分档。

（2）若醋的用量较少，不易与药材拌匀时，可加适量水稀释后，再与药材拌匀。

（3）应文火炒制，勤加翻动，使受热均匀，炒至规定的程度。

（4）树脂类、动物粪便类药材必须用先炒药后喷醋的方法；且出锅要快，防熔化粘锅，摊晾时宜勤翻动，以免相互粘结成团块。

17. 答：炮制方法：

醋香附　①取净香附颗粒或片，加定量的米醋拌匀，闷润至醋被吸尽后，置炒制容器内，用文火加热炒干，取出晾凉。筛去碎屑。每 100kg 香附，用米醋 20kg。②取净香附，加入定量的米醋，再加与米醋等量的水，共煮至醋液基本吸尽，再蒸 5 小时，闷片刻，取出微凉，切薄片，干燥。筛去碎屑；或取出干燥后，碾成绿豆大颗粒。每 100kg 香附颗粒或片，用米醋 20kg。

四制香附　取净香附颗粒或片，加入定量的生姜汁、米醋、黄酒、食盐水拌匀，闷润至汁液被吸尽后，用文火加热炒干，取出晾凉。筛去碎屑。每 100kg 香附颗粒或片，用生姜 5kg（取汁），米醋、黄酒各 10kg，食盐 2kg（清水溶化）。

酒香附 取净香附颗粒或片，加入定量黄酒拌匀，闷润至黄酒被吸尽，置炒制容器内，用文火加热炒干，取出晾凉。筛去碎屑。每 100kg 香附颗粒或片，用黄酒 20kg。

香附炭 取净香附，大小分档，置炒制容器内，用中火加热，炒至表面焦黑色，内部焦褐色，喷淋清水少许，灭尽火星，取出晾干，凉透。筛去碎屑。

炮制作用：

生香附 具有行气解郁、调经止痛的作用。

醋香附 专入肝经，增强疏肝止痛作用，并能消积化滞。

酒香附 能通经脉，散结滞，多用于治疗寒疝腹痛。

四制香附 以行气解郁、调经散结为主，多用于治疗胁痛、痛经、月经不调等。

香附炭 性味苦涩，多用于治疗妇女崩漏不止等证。

18. 答：用洗润、淋润、泡润三种软化方法，并以水溶性浸出物量为指标进行比较。结果表明，以淋润软化，且切成细丝片（3mm×3mm×30mm）水溶性浸出物量为多。

用薄层扫描法测定商陆不同炮制品中商陆皂苷甲的含量，结果：生品为 13.85%，烘制品为 12.53%，黑豆汁制品为 11.86%，醋制品为 6.94%。由此可见，醋制商陆减毒是有一定道理的。醋煮、醋蒸、水煮及清蒸四种不同工艺炮制品中，商陆毒素和组织胺的含量均程度不同地低于醋炙品，尤其水煮品和清蒸品的商陆毒素含量仅分别为原药材的 16.29% 和 19.24%，提示加热处理似比辅料醋的作用更显著。

19. 答：生商陆片、醋炙品、醋煮品、醋蒸品、水煮品、清蒸品等饮片与商陆原生药比较，毒性皆降低，其中局部刺激性降低 16.7% ~ 83.3%，半数致死量 LD_{50} 提高 1.66 ~ 10.47 倍，而祛痰作用提高 1.10 ~ 1.57 倍，但利尿作用降低 16.0% ~ 45.0%。这与商陆传统炮制目的主要是降低毒性、提高祛痰作用及缓和利尿逐水作用是一致的。苏木精 – 伊红（HE）染色法和过碘酸雪夫（PAS）染色法研究发现，生商陆小鼠肠黏膜见多量淋巴细胞弥漫性浸润，并有淋巴滤泡形成，这提示有炎症病变；而醋商陆无此现象。

20. 答：采用 HPLC 法分析不同炮制方法对芫花酯甲含量的影响。结果表明，水煮芫花中芫花酯甲的含量比生芫花高约 11%，而其他几种炮制品芫花酯甲含量均降低。降低率依次为醋炙芫花（45%）> 醋煮芫花（18%）> 清蒸芫花、高压蒸芫花（10%）。

采用薄层扫描法对不同炮制工艺、不同地区的芫花样品及在不同条件下模拟炮制处理的芫花素单体进行了含量测定，结果表明，芫花经炮制后，芫花素的含量均有不同程度的降低，生品含量最高，醋炙品与生品接近，其他炮制品与生品比较，降低程度均较明显（$P<0.01$）。芫花素的含量由高至低依次是生品 > 醋炙品 > 高压蒸品 > 清蒸品 > 醋煮品 > 水煮品。

用气质联用法对生芫花和醋炙芫花的挥发油成分进行分析，发现芫花醋炙后挥发油含量降低，颜色加深，化学组分及组分间的相对含量均发生了改变。其中，棕榈酸、油酸和亚油酸的含量醋炙后相对增加。用气相色谱 – 质谱联用仪（GC–MS）法对不同炮制品挥发油的组分进行鉴定，其组分变化较大，尤以醋炙芫花和醋煮芫花产生的未知成分较多。

21. 答：芫花中二萜原甲酸内酯类成分芫花酯甲等具有较强的毒性。对皮肤、黏膜的刺激作用强烈，并能直接兴奋子宫平滑肌，具有引产作用；芫花烯具有抗白血病和抗肿瘤作用；芫花素和羟基芫花素等黄酮类成分具镇咳、祛痰、平喘、抗菌作用；挥发油具有泻下作用和毒副作用。

醋炙芫花比生芫花对小白鼠的 LD_{50} 提高了 1 倍，初步证明醋炙芫花确能减低芫花的毒性。对生芫花与醋炙芫花做毒性比较研究，结果表明：急性毒性芫花醇浸剂较大，而水浸剂和水煎剂较小，且 3 种制剂中生芫花的毒性均较醋芫花大。在水浸剂和水煎剂中，生芫花的毒性较醋芫花大 1 倍；而在醇浸剂中，生芫花的的毒性较醋芫花大 7 倍。生芫花与醋芫花对兔离体回肠的作用相似，小剂量兴奋大剂量抑制；对小白鼠肠蠕动作用，生芫花呈抑制作用而醋芫花似有轻度兴奋作用。生芫花与醋芫花的醇浸剂对小白鼠与大白鼠均无导泻作用，对兔有轻度导泻作用，对犬则产生呕吐和轻度导泻作用，生芫花与醋芫花对兔与犬的作用无明显不同。刺激性实验表明，芫花挥发油对眼结膜有一定刺激作用，醋炙后可降低其刺激性。

22. 答：麻黄有四个常用炮制品：①麻黄生品：发汗解表和利水消肿力强，用于风水浮肿、风湿痹痛、阴疽、痰核。②蜜麻黄：性温偏润，辛散发汗作用缓和，以宣肺平喘力胜、用于表证较轻，而肺气壅闭、咳嗽气喘较重的患者。如用于咳嗽较甚、痰多胸满；或用于痰喘不得卧、痰多清稀。③麻黄绒：作用缓和，适于老人、幼儿及虚人风寒感冒。用法与麻黄相似。④蜜麻黄绒；作用更缓和，适于表证已解而喘咳未愈的老人、幼儿及体虚患者。用法与蜜炙麻黄相似。

23. 答：甘草生品味甘偏凉，长于泻火解毒，化痰止咳。蜜炙甘草甘温，以补脾和胃、益气复脉力胜，性味由凉转温，功能由清变补；这是较典型的“生凉熟温”“生熟异治”的例子。故生甘草主要用于痰热咳嗽、咽喉肿痛、痈疽疮毒等。而炙甘草则用于脾胃虚弱、心气不足、脘腹疼痛、筋脉挛急、脉结代等。很多中药炮制前其性凉，炮制后其性转温，由于其性发生改变，功效亦相应地发生变化，临床应用也就不同，这就可根据辨证施治的需要，或用生，或用熟，使其针对性更强，以突出中医灵活用药特色。

24. 答：油炙法通常有油炒、油炸、油脂涂酥。

注意事项：①油炸时，一定要控制好温度和时间，以免药物焦化，降低药效。②油炒、油酥时，应控制好火力和温度，以免药物炒焦或烤焦，使成分破坏而降低疗效。油酥时，需反复操作到酥脆为度。

第十三章 煅 法

习 题

一、填空题

1. 药物在______、______条件下煅烧成炭的方法称扣锅煅法。

2. 煅淬法适用于______、______的矿物药。

3. 扣锅煅法适用于______、______的药物。

4. 明煅的操作方法有______、______、______、______。

5. 石膏含含水硫酸钙（$CaSO_4 \cdot 2H_2O$）不得少于______。煅石膏含硫酸钙不得少于______。

二、选择题

(一) A 型题

1. 宜用明煅法炮制的药材是（　　）
   A. 牡蛎　B. 自然铜　C. 炉甘石　D. 磁石　E. 棕榈
2. 宜用煅淬法炮制的药材是（　　）
   A. 石决明　B. 代赭石　C. 雄黄　D. 白矾　E. 石膏
3. 宜用扣锅煅法炮制的药材是（　　）
   A. 龙骨　B. 干漆　C. 石决明　D. 磁石　E. 炉甘石
4. 宜用煅后水淬法炮制的药材是（　　）
   A. 钟乳石　B. 自然铜　C. 蛤壳　D. 炉甘石　E. 花蕊石
5. 宜用煅后酒淬法炮制的药材是（　　）
   A. 珍珠母　B. 阳起石　C. 磁石　D. 石燕　E. 禹余粮
6. 下列除哪项外，均用明煅法炮制（　　）
   A. 紫石英　B. 钟乳石　C. 龙骨　D. 瓦楞子　E. 云母石
7. 磁石炮制后缓和的作用是（　　）
   A. 平肝止血　B. 散瘀止痛　C. 重镇安神　D. 收敛固涩　E. 温肾壮阳

8. 自然铜炮制后增强的作用是（　　）
A. 收敛生肌　B. 收敛止痒　C. 散瘀止痛　D. 平肝潜阳　E. 平肝止血

9. 龙骨炮制后增强的作用是（　　）
A. 清热除烦　B. 收敛固涩　C. 收敛制酸　D. 清热燥湿　E. 以上都不是

10. 石决明炮制的作用是（　　）
A. 改变药性　B. 降低毒副作用
C. 缓和燥性　D. 使质地疏松
E. 以上都不是

11. 制炭后产生止血作用的药材是（　　）
A. 藕节　B. 地榆　C. 棕榈　D. 荷叶　E. 以上都不是

12. 下列除哪项外，均用扣锅煅法炮制（　　）
A. 丝瓜络　B. 灯心草　C. 荷叶　D. 蜂房　E. 大蓟

（二）B 型题

A. 明煅法　B. 煅淬法　C. 扣锅煅法　D. 炒焦法　E. 炒炭法

13. 炮制槟榔用（　　）
14. 炮制磁石用（　　）
15. 炮制蜂房用（　　）
16. 炮制龙骨用（　　）
17. 炮制花蕊石用（　　）

A. 降低毒性　B. 降低咸寒之性
C. 凉血止血　D. 收敛固涩
E. 平肝止血

18. 石决明煅制（　　）
19. 干漆制炭（　　）
20. 代赭石煅制（　　）
21. 灯心制炭（　　）
22. 牡蛎煅制（　　）

（三）X 型题

23. 煅淬药物常用的淬液有（　　）
A. 酒　B. 醋　C. 盐水　D. 药汁　E. 蜜水

24. 枯矾的性状为（　　）
A. 白色不透明　B. 海绵状
C. 味苦涩　D. 体轻质松
E. 手捻易碎

25. 煅淬的主要目的是（　　）

A. 使药物质地酥脆　　B. 减少副作用

C. 增强疗效　　D. 洁净药物

E. 除去结晶水

26. 煅淬代赭石的目的是（　　）

A. 增强重镇安神的作用　　B. 降低苦寒之性

C. 增强平肝止血作用　　D. 使药物质地酥脆

E. 易于粉碎和煎出有效成分

27. 扣锅煅法的注意事项是（　　）

A. 煅药时应随时用湿泥堵封　　B. 药材不宜放得过多

C. 药材不宜放得过紧　　D. 可根据米和纸的颜色判断药物是否煅透

E. 药材煅透后应放置冷却再开锅

三、改错题

1. 有些药物在煅烧时产生爆溅，可在容器上加盖密封以防爆溅（　　）

2. 制炉甘石的淬液是水（　　）

3. 煅制药物粒度的大小与煅制效果无关（　　）

4. 高温煅制白矾不会生成三氧化铝、三氧化硫等成分（　　）

5. 棕榈煅后增强了止血作用（　　）

6. 将药物直接放于耐火容器内煅烧的方法称为煅法（　　）

7. 明煅药物不必分档（　　）

8. 煅干漆的目的是降低刺激性（　　）

9. 研究结果表明，煅代赭石比生代赭石 Fe、Ca、As 等成分溶出量都有较大的增加（　　）

10. 代赭石煅后为暗褐色或紫褐色，具光泽，质地酥脆（　　）

四、名词解释题

1. 明煅法
2. 煅淬法
3. 三黄汤
4. 扣锅煅法
5. 文武火

五、简答题

1. 简述煅制的目的。
2. 简述明煅法主要目的。
3. 简述炉膛煅的方法。

4. 简述扣锅煅制的方法。
5. 简述白矾煅制过程中的注意事项。

六、问答题

1. 血余炭的炮制作用是什么？并说明其止血机理的研究现状。
2. 什么是煅淬法？其法适应哪类药物？
3. 白矾与枯矾的功效应用有何不同？
4. 石膏与煅石膏的功效应用有何不同？
5. 赭石与煅赭石的功效应用有何不同？

参考答案

一、填空题

1. 高温　缺氧
2. 质地坚硬　经过高温仍不能疏松
3. 质地疏松　炒炭易灰化
4. 敞锅煅　炉膛煅　平炉煅　反射炉煅
5. 95.0%　92.0%

二、选择题

（一）A 型题

1.A　2.B　3.B　4.D　5.B　6.A　7.C　8.C　9.B　10.D　11.C　12.E

（二）B 型题

13.D　14.B　15.C　16.A　17.A　18.B　19.A　20.E　21.C　22.D

（三）X 型题

23.ABD　24.ABDE　25.ABCD　26.BCDE　27.ABCDE

三、改错题

1.×　应改为：有些药物在煅烧时产生爆溅，可在容器上加盖以防爆溅。
2.×　应改为：制炉甘石的淬液是三黄汤或黄连汤。
3.×　应改为：煅制药物粒度的大小与煅制效果有关。
4.×　应改为：高温煅制白矾会生成三氧化铝、三氧化硫等成分。

5.×　应改为：棕榈煅后产生了止血作用。

6.×　应改为：将药物直接放于无烟炉火中或适当耐火容器内煅烧的方法，称为煅法。

7.√

8.×　应改为：煅干漆的目的是降低毒性。

9.×　应改为：研究结果表明，煅代赭石比生代赭石 Fe、Ca 等成分溶出量都有较大的增加，而 As 降低。

10.×　应改为：代赭石煅后为暗褐色或紫褐色，无光泽，质地酥脆。

四、名词解释题

1. 将药物直接置于无烟炉火中或适当的耐火容器内煅烧的一种方法。

2. 在高温有氧条件下将药物置于适当的耐火容器内煅烧至红透后，立即投入规定的液体辅料中骤然冷却的方法。

3. 取黄连、黄柏、黄芩加水煮汤 2 ～ 3 次，至苦味淡薄，过滤去渣即得。

4. 药物在高温缺氧条件下煅烧成炭的方法。

5. 先文火后武火，或文火和武火交替使用的为文武火。

五、简答题

1. 答：药物经过高温煅烧，有利于药物质地、药性、功效发生变化，使药物质地疏松，利于粉碎和使有效成分易于溶出，减少或消除副作用，从而提高疗效或产生新的药效。

2. 答：（1）使药物质地酥脆。

（2）除去结晶水。

（3）使药物有效成分易于煎出。

3. 质地坚硬的矿物药，直接放于炉火上煅至红透，取出放凉。煅后易碎或煅时爆裂的药物装入耐火容器或适宜容器内煅透，放凉。

4. 将药物置于锅中，上盖一较小的锅，两锅结合处盐泥封严，扣锅上压一重物，扣锅底部贴一白纸条或放几粒大米，用武火加热，煅至白纸或大米呈深黄色，药物全部炭化为度。

5. 煅制白矾时应一次性煅透，中途不得停火，不要搅拌。

文武火：①系指介于文火与武火之间的火力，即中火。《雷公炮炙论》中载有乌头宜于文武火中炮令皴坼，即劈破用。《银海精微》记载："蕤仁，新竹筒盛了，文武火煅去壳油，筒两头亦要纸封固，取出去白皮，方去油研用。"《医学纲目》记载："半夏汤洗了，用生姜捣如泥，堆新瓦上，文武火培黄。"②有时亦指文、武火交替使用于炮制过程中，如暗煅法先用文火加热至盐泥干燥后，再用武火加热至透，煅炭存性。蒸制药物时，先用武火"圆"气后再用文火，习称"文武火"制。

六、问答题

1. 答：人发不入药，煅炭后称血余炭，只有煅炭后方具止血作用。

药理试验表明，血余炭可显著缩短试验动物的出血、凝血时间。有学者对其止血机理进行了研究，除去血余炭中的钙、铁离子后，其凝血时间延长，说明血余炭的止血作用可能与其所含的钙、铁离子有关。

2. 答：将药物按明煅法煅烧至红透后，立即投入规定的液体辅料中骤然冷却的方法称煅淬法。煅淬法适用于质地坚硬，经过高温仍不能疏松的矿物药，以及临床上因特殊需要而必须煅淬的药物。

3. 答：白矾具有解毒杀虫、清热消痰、燥湿止痒的作用，用于湿疹、疥癣、癫痫、中风、喉痹。

枯矾酸寒之性降低，涌吐作用减弱，增强了收涩敛疮、止血化腐的作用，用于湿疹湿疮、阴痒带下、久泻、便血、崩漏。

4. 答：石膏具有清热泻火、除烦止渴的作用。用于外感热病、高热烦渴、肺热喘咳、胃火亢盛、头痛、牙痛。

煅石膏具有收敛、生肌、敛疮、止血的作用，用于溃疡不敛、湿疹瘙痒、水火烫伤、外伤出血。

5. 答：赭石具有平肝潜阳、重镇降逆、凉血止血的作用，用于眩晕耳鸣、呕吐、噫气、呃逆、喘气，以及血热所致的吐血、衄血。

煅赭石降低了苦寒之性，增强了平肝潜阳止血的作用，用于吐血、衄血及崩漏。

第十四章 蒸煮焯法

习 题

一、填空题

1. 黄芩采用蒸法软化，既便于切制，又可以______。

2. 肉苁蓉的炮制方法是______。

3. 何首乌蒸制后______含量增加，______含量下降，故制首乌滋补作用增强，而无______作用。

4. 制吴茱萸时，每 50kg 吴茱萸，用甘草______。

5. 水火共制法包括______、______和______。

6. 清蒸木瓜的目的是______。

7. 药物焯制时，加热时间以______分钟为宜。

8. 白扁豆通过焯法处理，可分离不同的药用部位______和______。

9. 制硫黄选用的辅料是______。

10. 珍珠用豆腐煮制的主要目的是______。

11. 煮法是理想的降低毒性的炮制方法，故有“水煮三沸，______”之说。

12. 既可清蒸又可酒蒸的药物有______、______和______。

13. 生品经蒸制后可消除致泻的副作用，又可杀死虫卵，利于贮存的药物是______。

14. 既可酒蒸又可醋蒸的药物是______。

15. 地黄炮制过程中生成的化合物，经鉴定为______。

16. 生地经长时间加热蒸制后，部分多糖和多聚糖可水解转化为______。

17. 实验表明，加压蒸制 4 小时的熟地黄符合传统的“______，______”的质量要求。

18. 吴茱萸经炮制后，能______，______。

19. 白扁豆和扁豆衣为不同的药用部位，一般采用______分离。

20. 实验研究表明，桃仁用于活血抗炎选用______为好。

二、选择题

(一) A 型题

1. 六味地黄汤宜选用（　　）
   A. 鲜地黄　B. 生地黄　C. 熟地黄　D. 生地炭　E. 熟地炭
2. 首乌蒸制后消除了滑肠致泻的副作用，其原因是（　　）
   A. 蒽醌衍生物含量升高　B. 蒽醌衍生物含量降低
   C. 结合型蒽醌水解成游离蒽醌　D. 卵磷脂含量增加
   E. 卵磷脂含量降低
3. 酒蒸后消除刺激咽喉副作用，增强补脾润肺益肾作用的药物是（　　）
   A. 肉苁蓉　B. 女贞子　C. 黄精　D. 五味子　E. 地黄
4. 欲增强五味子的酸涩收敛作用，宜采用的炮制方法是（　　）
   A. 清蒸法　B. 酒蒸法　C. 酒炖法　D. 醋蒸法　E. 醋炙法
5. 山茱萸的炮制方法是（　　）
   A. 清蒸法　B. 酒蒸法　C. 水煮法　D. 煅炭法　E. 醋蒸法
6. 藤黄常采用的炮制法是（　　）
   A. 水煮　B. 甘草水煮　C. 酒蒸　D. 豆腐煮　E. 姜汤煮
7. 红参的炮制方法是（　　）
   A. 清蒸　B. 酒蒸　C. 清水煮　D. 甘草水煮　E. 晒干
8. 硫黄的炮制方法是（　　）
   A. 提净　B. 豆腐煮　C. 豆腐蒸　D. 清蒸　E. 甘草汁煮
9. 苦杏仁的炮制条件是（　　）
   A. 10 倍量沸水，加热 5 分钟
   B. 5 倍量沸水，加热 10 分钟
   C. 10 倍量清水，投药后加热 5 分钟
   D. 10 倍量沸水，加热 10 分钟
   E. 15 倍量沸水，加热 2 分钟
10. 制吴茱萸采用的辅料是（　　）
    A. 甘草汁　B. 盐水　C. 黄酒　D. 白矾水　E. 米醋
11. 黄芩软化的最佳方法是（　　）
    A. 蒸至“圆气”后半小时　B. 煮半小时
    C. 蒸 10 分钟　D. 少泡多润
    E. 减压浸润
12. 酒蒸五味子的目的是（　　）
    A. 增强补中益气作用　B. 增强敛阴止汗作用
    C. 引药上行　D. 增强益肾固精作用

E. 利于贮藏

13. 红参采用以下那种软化方法（　　）

A. 泡法　B. 润法　C. 煮法　D. 蒸法　E. 淋法

14. 苦杏仁燀制的作用是（　　）

A. 使苦杏仁入汤剂有更多氢氰酸（HCN）溶出

B. 促进酶解反应

C. 使苦杏仁煎后内服迅速释放 HCN

D. 使苦杏仁酶受热变性失活，防止苦杏仁苷水解

E. 利于润肠通便作用的发挥

15. 酒蒸山茱萸的目的是（　　）

A. 便于切片　B. 利于贮存

C. 增强温补肝肾的作用　D. 保存疗效

E. 增强敛阴止汗功效

16. 酒蒸肉苁蓉的炮制目的是（　　）

A. 减少副作用　B. 降低毒性

C. 利于粉碎　D. 增强补肾助阳作用

E. 增强润肠通便作用

17. 炮制黄精的方法是（　　）

A. 炒黄　B. 炒炭　C. 麸炒　D. 酒炙　E. 清蒸

18. 偏于健脾止泻的炮制品是（　　）

A. 白扁豆　B. 扁豆衣　C. 炒扁豆　D. 扁豆炭　E. 以上都不是

19. 具有活血祛瘀、润肠通便功能的是（　　）

A. 桃仁皮　B. 生桃仁　C. 炒桃仁　D. 酒炙桃仁　E. 以上都不是

20. 桃仁中具有显著抗炎活性的成分是（　　）

A. 苦杏仁苷　B. 水溶性成分　C. 醇溶性成分　D. 卵磷脂　E. 两种蛋白质

（二）B 型题

A. 清热、生津、凉血、止血　B. 清热凉血，养阴生津

C. 滋阴补血，益精添髓　D. 凉血止血

E. 补血止血

21. 地黄（　　）

22. 熟地（　　）

23. 鲜地黄（　　）

24. 生地炭（　　）

25. 熟地炭（　　）

A. 增强疗效　　B. 减少副作用
C. 降低毒性　　D. 软化药材，便于切片
E. 洁净药物

26. 常山酒炙可以（　　）
27. 肉苁蓉酒蒸可以（　　）
28. 木瓜蒸制的目的是（　　）
29. 硫黄豆腐煮的目的是（　　）
30. 珍珠豆腐煮的目的是（　　）

A. 淋法　B. 抢水洗　C. 泡法　D. 吸湿回润法　E. 蒸法

31. 牛膝切制前的软化方法是（　　）
32. 木瓜切制前的软化方法是（　　）

A. 清蒸　B. 黑豆汁蒸　C. 豆腐蒸　D. 醋蒸　E. 酒蒸

33. 桑螵蛸的炮制方法是（　　）
34. 肉苁蓉的炮制方法是（　　）
35. 红参的炮制方法是（　　）

A. 盐杜仲　B. 熟地黄　C. 酒黄精　D. 酒女贞子　E. 蒸桑螵蛸

36. 炮制后具有滋阴补血作用的药物是（　　）
37. 炮制后能杀死虫卵，利于贮存的药物是（　　）

A. 降低毒性　B. 缓和药性　C. 改变药性　D. 增强疗效　E. 便于切制

38. 酒蒸女贞子的目的是（　　）
39. 酒蒸地黄的目的是（　　）
40. 酒蒸山茱萸的目的是（　　）

A. 熟地黄　B. 蒸黄精　C. 酒山茱萸　D. 蒸木瓜　E. 蒸天麻

41. 炮制作用为便于软化切片，又可破酶保苷的药物是（　　）
42. 炮制作用为增强补脾润肺益肾的功能，又能除去麻味，以免刺激咽喉的药物是（　　）

A. 玄参　B. 吴茱萸　C. 硫黄　D. 远志　E. 青皮

43. 常用清水蒸的药物是（　　）
44. 常用豆腐煮的药物是（　　）
45. 常用甘草水煮的药物是（　　）

(三) X型题

46. 药物蒸制的作用是（　　）
A. 便于保存　B. 利于切制
C. 改变药性，产生新的功效　D. 增强疗效
E. 矫臭矫味
47. 宜用酒蒸法炮制的药物有（　　）
A. 何首乌　B. 女贞子　C. 地黄　D. 黄精　E. 山茱萸
48. 宜用豆腐制的药物有（　　）
A. 硫黄　B. 藤黄　C. 珍珠　D. 吴茱萸　E. 远志
49. 宜用清蒸法炮制的药物有（　　）
A. 黄芩　B. 黄精　C. 地黄　D. 肉苁蓉　E. 何首乌
50. 宜用药汁煮的药物有（　　）
A. 附子　B. 吴茱萸　C. 远志　D. 珍珠　E. 藤黄
51. 乌头炮制降毒的机理是（　　）
A. 总生物碱含量降低
B. 双酯型生物碱水解
C. 双酯型生物碱分解
D. 脂肪酰基取代了 C_8—OH 的乙酰基，生成脂碱
E. 总生物碱含量升高
52. 苦杏仁炮制的目的是（　　）
A. 除去非药用部位　B. 便于煎出有效成分
C. 杀酶保苷　D. 促进苦杏仁苷水解
E. 提高氢氰酸含量
53. 可采用酒蒸法炮制的药物有（　　）
A. 五味子　B. 玄参　C. 黄芩　D. 山茱萸　E. 木瓜
54. 宜采用蒸制软化，以利切片的药物有（　　）
A. 玄参　B. 地黄　C. 黄芩　D. 黄精　E. 木瓜
55. 煮制后可降低毒性的药物有（　　）
A. 吴茱萸　B. 硫黄　C. 藤黄　D. 珍珠　E. 朱砂

三、改错题

1. 须用液体辅料拌蒸的药物应待药物与辅料拌匀后蒸制（　　）
2. 加辅料蒸制完毕后，若容器内有剩余的液体辅料，应弃去不要（　　）
3. 须长时间蒸制的药物，为防止蒸干，应不断添加凉水（　　）
4. 采用蒸法炮制药物时，应根据药物的性质不同，蒸制不同的时间（　　）
5. 制首乌时，每 20kg 的何首乌片或块，用黑豆 10kg（　　）

6. 女贞子的炮制方法是酒蒸（　　）
7. 桑螵蛸盐炙可引药下行，增强泻相火之力（　　）
8. 制备熟地炭，既可炒炭又可煅炭（　　）
9. 田七素是人参产生副作用的成分（　　）
10. 川乌炮制过程中，毒性降低的程度，取决于乌头碱的含量高低（　　）

四、名词解释题

1. 蒸制
2. 煮制
3. 焯制
4. 圆汽
5. 吴茱萸汁制抑苦寒而扶胃气

五、简答题

1. 简述地黄的炮制规格及其作用特点。
2. 黄芩为什么要加热软化？

六、问答题

1. 叙述何首乌的炮制工艺及炮制作用。阐明其炮制原理。
2. 叙述川乌的炮制工艺及炮制作用。阐明其炮制原理。

参考答案

一、填空题

1. 破酶保苷（杀酶保苷）
2. 酒蒸
3. 还原糖　结合性蒽醌　通便
4.3kg
5. 蒸法　煮法　焯法
6. 软化药材，便于切制
7.5 ～ 10
8. 扁豆仁　扁豆衣
9. 豆腐
10. 洁净药物
11. 百毒俱消
12. 黄精　地黄　山茱萸

13. 桑螵蛸
14. 五味子
15. 5- 羟甲基糠醛
16. 单糖
17. 黑似漆　甜如饴
18. 降低毒性　缓和燥性
19. 燀法
20. 生品

二、选择题

（一）A 型题

1.C　2.C　3.C　4.D　5.B　6.D　7.A　8.B　9.A　10.A　11.A　12.D　13.D　14.D　15.C　16.D　17.E　18.C　19.B　20.E

（二）B 型题

21.B　22.C　23.A　24.D　25.E　26.B　27.A　28.D　29.C　30.E　31.D　32.E　33.A　34.E　35.A　36.B　37.E　38.D　39.C　40.D　41.E　42.B　43.A　44.C　45.B

（三）X 型题

46.ABCD　47.BCDE　48.ABC　49.ABC　50.ABC　51.BCD　52.ABC　53.AD　54.ACE　55.ABC

三、改错题

1.×　应改为：须用液体辅料拌蒸的药物应待药物与辅料拌匀吸尽后再蒸制。

2.×　应改为：加辅料蒸制完毕后，若容器内有剩余的液体辅料，应拌入药物后再进行干燥。

3.×　应改为：须长时间蒸制的药物，为防止蒸干，应不断添加热水。

4. √

5.×　应改为：制首乌时，每 100kg 的何首乌片或块，用黑豆 10kg。

6. √

7.×　应改为：桑螵蛸盐炙可引药下行，增强益肾固精、缩尿止遗的作用。

8. √

9. √

10.×　应改为：川乌炮制过程中，毒性降低的程度，取决于毒性强的双酯型生物碱的水解程度。

四、名词解释题

1. 利用水蒸气加热药物（或药物与辅料）的方法。

2. 利用水、辅料或药汁的温度加热药物。

3. 将药物在沸水中短时间浸煮的方法。

4. 水蒸气充满整个蒸制容器并从锅盖周围大量溢出的现象。

5. 吴茱萸汁制药物可抑制其苦寒之性，而降低伐胃的副作用。

五、简答题

1. 答：鲜地黄具有清热、生津、凉血、止血的作用。地黄为清热凉血之品，具有清热凉血、养阴生津的作用。

蒸制成熟地黄后，药性由寒转温，味由苦转甜，功能由清转补。熟地黄质厚味浓，滋腻碍脾。酒制后性转温，主补阴血，且可借酒力行散，起到行药势、通血脉的作用。生地炭入血分凉血止血。熟地炭以补血止血为主，用于崩漏或虚损性出血。

2. 答：黄芩苷和汉黄芩苷等黄酮类成分，是黄芩中的主要有效成分。实验表明，黄芩在软化过程中，如用冷水处理，易变绿色。这是由于黄芩中所含的酶在一定温度和湿度下，可酶解黄芩中的黄芩苷和汉黄芩苷，产生葡萄糖醛酸和两种苷元，即黄芩素和汉黄芩素。其中黄芩苷元是一种邻位三羟基黄酮，本身不稳定，容易被氧化成醌类物质而变绿，使疗效降低。黄芩苷的水解与酶的活性有关，以冷水浸，酶的活性最大。而蒸或煮可破坏酶使其活性消失，有利于黄芩苷的保存。实验表明，黄芩经过蒸制或沸水煮既可杀酶保苷，又可使药物软化，便于切片，同时可保证饮片质量和原有的色泽。故黄芩应加热软化。

六、问答题

1. 答:（1）炮制工艺

何首乌：取原药材，除去杂质，洗净，稍浸，润透，切厚片或块，干燥。

制首乌：取生首乌片或块，用黑豆汁拌匀，润湿，置非铁质蒸制容器内，密闭，蒸或炖至汁液吸尽，药物呈棕褐色时，取出，干燥。每 100kg 何首乌片或块，用黑豆 10kg。

黑豆汁制法：取黑豆 10kg，加水适量，煮约 4 小时，熬汁约 15kg；黑豆渣再加水煮 3 小时，熬汁约 10kg，合并得黑豆汁约 25kg。

（2）炮制作用　何首乌生品苦泄性平兼发散，具有解毒消肿、润肠通便、截疟的功能。经黑豆汁拌蒸后，味转甘厚而性转温，增强了补肝肾、益精血、乌须发、强筋骨的作用。同时消除了生首乌滑肠致泻的副作用，使慢性病人长期服用而不造成腹泻。

（3）炮制原理　实验表明，首乌蒸制过程中，外表颜色加深，总蒽醌、结合蒽醌含量随着蒸制时间延长而减少，游离蒽醌开始增加，使致泻作用减弱。制首乌的磷脂类成分和糖的含量增加，使补益作用更加突出。炮制时间对游离蒽醌和二苯乙烯苷有明显的影响，时间过长会引起两者的损失。由于两者均为活性成分，故何首乌炮制应适中。

2. 答：（1）炮制工艺

生川乌：取原药材，拣净杂质，洗净灰屑，晒干。

制川乌：取净川乌，用水浸泡至内无干心，取出，加水煮沸 4 ～ 6 小时，或蒸 6 ～ 8 小时，至取个大及实心者切开无白心、口尝微有麻舌感时，取出晾至六成干，切厚片，干燥。

（2）炮制作用　生川乌，有毒，多外用。制后毒性降低，可供内服。

（3）炮制原理　川乌的主要成分为乌头生物碱类，其中双酯型乌头碱毒性最强，苯甲酰单酯型乌头碱毒性较小，乌头原碱类毒性很弱或几无毒性。酯碱型乌头碱毒性比双酯型乌头碱小，但还有相当的毒性。双酯型二萜类生物碱：乌头碱、中乌头碱、次乌头碱是川乌中的主要毒性成分，又是镇痛、抗炎的有效成分。川乌的炮制原理是，通过加水加热处理，使极毒的双酯型乌头碱 C_8 位上的乙酰基水解（或分解），失去一分子醋酸，得到相应的苯甲酰单酯型生物碱，其毒性为双酯型乌头碱的 1/50 ～ 1/500；再进一步将 C_{14} 位上的苯甲酰基水解（或分解），失去一分子苯甲酸，得到亲水性氨基醇类乌头原碱，其毒性仅为双酯型乌头碱的 1/2000 ～ 1/4000。另一原因可能是炮制过程中脂肪酰基取代了 C_8-OH 上的乙酰基，生成脂碱，从而降低了毒性。在炮制工艺中，加水、加热处理（包括干热法、湿热法），或蒸法，或煮法都能促进水解反应，使剧毒的双酯型乌头碱水解成为毒性较小的单酯型生物碱，即苯甲酰乌头胺（乌头次碱）、苯甲酰中乌头胺、苯甲酰次乌头胺。若进一步水解，则可变成毒性更小的醇胺型生物碱，即乌头胺（乌头原碱）、中乌头胺、次乌头胺。

第十五章 复制法

习 题

一、填空题

1. 将净选后的药物加入一种或数种______，______反复炮制的方法，称为复制法。

2. 复制法按工艺程序，或______，或______，或______，或______，或______，或______，反复炮制达到规定的质量要求为度。

3. 常用复制法炮制的药物是______、______。

4. 半夏常用的炮制品有______、______、______。

5. 天南星常用的炮制品有______、______。

二、选择题

（一）A 型题

1. 处方开半夏应付给的炮制品是（　　）
   A. 生半夏　B. 清半夏　C. 姜半夏　D. 法半夏　E. 半夏曲

2. 清半夏的主要功用是（　　）
   A. 长于化痰　B. 善于止呕
   C. 专供外用　D. 适于配散剂内服
   E. 偏于祛寒痰

3. 半夏炮制品中善于止呕的是（　　）
   A. 清半夏　B. 法半夏　C. 姜半夏　D. 半夏曲　E. 生半夏

4. 制清半夏时每 100kg 半夏，所用的辅料和数量是（　　）
   A. 白矾 10kg　B. 白矾 12.5kg　C. 白矾 20kg　D. 生姜 12.5kg　E. 生姜 20kg

5. 制法半夏时每 100kg 半夏，所用甘草、石灰的量分别是（　　）
   A. 10kg、15kg　B. 20kg、15kg
   C. 15kg、15kg　D. 15kg、20kg
   E. 15kg、10kg

6. 制天南星时每100kg天南星，所用生姜、白矾的量分别是（ ）

A. 10kg、10kg　B. 10kg、12.5kg
C. 12.5kg、10kg　D. 12.5kg、12.5kg
E. 12.5kg、20kg

（二）B型题

A. 长于化痰　B. 增强降逆止呕作用
C. 偏于祛寒痰，多用于中药成方制剂　D. 外用于疮痈肿毒
E. 增强健脾温胃、燥湿化痰的作用

7. 姜半夏的炮制作用主要是（ ）
8. 半夏曲的炮制作用主要是（ ）
9. 清半夏的功能主要是（ ）
10. 法半夏的功能主要是（ ）
11. 生半夏的功能主要是（ ）

（三）X型题

12. 用生姜、白矾炮制而成的炮制品主要有（ ）

A. 姜半夏　B. 制天南星　C. 胆南星　D. 制白附子　E. 松香

13. 需要用复制法炮制的药物主要有（ ）

A. 何首乌　B. 半夏　C. 天南星　D. 松香　E. 紫河车

14. 胆南星的炮制作用主要有（ ）

A. 改变药性，由辛温变苦凉　B. 增强化痰作用
C. 除去燥烈之性及毒性　D. 用于痰热惊风抽搐等证
E. 偏于清热而治痈肿

15. 复制法的炮制目的是（ ）

A. 增强疗效　B. 改变药性
C. 降低或消除药物的毒性　D. 易于保存
E. 矫臭矫味，便于服用

三、改错题

1. 半夏用甘草、明矾、皂角、石灰、生姜等制后均可降低毒性（ ）
2. 用复制法炮制药物时，为了避免出现“化缸”，时间可选择在春、夏季进行（ ）
3. 姜半夏的炮制作用表现为偏于祛寒痰，同时具有调和脾胃的作用（ ）
4. 胆南星的质量可用总胆汁酸的含量作为控制标准（ ）
5. 紫河车、松香的炮制不属于复制法（ ）

四、名词解释题

1. 复制法
2. 化缸
3. 胆汁
4. 白矾
5. 去麻

五、简答题

1. 简述复制的主要目的。
2. 简述清半夏的炮制方法及炮制作用。
3. 简述姜半夏的炮制方法及炮制作用。
4. 简述制天南星的炮制作用及成品性状。
5. 简述胆南星的炮制作用及成品性状。
6. 简述复制法的操作注意事项。

六、问答题

1. 叙述半夏的炮制工艺及炮制作用。
2. 叙述天南星的炮制工艺及炮制作用。其解毒机理如何？

参考答案

一、填空题

1. 辅料　按规定操作程序
2. 浸　泡　漂　蒸　煮　数法共用
3. 半夏　天南星
4. 清半夏　姜半夏　法半夏
5. 制南星　胆南星

二、选择题

（一）A 型题

1.B　2.A　3.C　4.C　5.E　6.D

（二）B 型题

7.B　8.E　9.A　10.C　11.D

（三）X 型题

12.ABD　13.BCDE　14.ACD　15.ABCE

三、改错题

1. √

2.×　应改为：用复制法炮制药物时，为了避免出现“化缸”，时间可选择在春、秋季进行。

3.×　应改为：法半夏的炮制作用表现为偏于祛寒痰，同时具有调和脾胃的作用。

4. √

5.×　应改为：紫河车、松香的炮制属于复制法。

四、名词解释题

1. 将净选后的药物加入一种或数种辅料，按规定操作程序，反复炮制的方法。

2. 由于温度过高导致药物发酵腐烂。

3. 系牛、猪、羊的新鲜胆汁，为绿褐色、微透明的液体，略有黏性，有特异腥臭气。

4. 又称明矾，为三方晶系明矾矿石经提炼而成的不规则的块状结晶体，无色，透明或半透明，有玻璃样色泽，质硬脆易碎，味微酸而涩，易溶于水，主要成分为含水硫酸铝钾。

5. 传统炮制方法使用明矾等辅料消除药物的麻味。

五、简答题

1. 答：复制的主要目的：①降低或消除药物的毒性，如半夏用甘草、明矾、皂角、石灰、生姜等制后均可降低毒性；②改变药性，如天南星，用胆汁制后，其性味由辛温变为苦凉，其作用亦发生了变化；③增强疗效，如白附子，用鲜姜、白矾制后，增强了祛风逐痰的作用；④矫臭矫味，如紫河车，用酒制后除去了腥臭气味，便于服用。

2. 答：炮制方法：取净半夏，大小分开，用 8% 白矾溶液浸泡至内无干心，口尝微有麻舌感，取出，洗净，切厚片，干燥。炮制时每 100kg 半夏，用白矾 20kg。

炮制作用：半夏经炮制后，能降低毒性，缓和药性，消除副作用。清半夏长于化痰，以燥湿化痰为主，用于湿痰咳嗽、痰热内结、风痰吐逆、痰涎凝聚、咯吐不出。

3. 答：炮制方法：取净半夏，大小分开，用水浸泡至内无干心，另取生姜切片煎汤，加白矾与半夏共煮至透心，取出，晾至半干，切薄片，干燥。炮制时每 100kg 半夏，用生姜 25kg、白矾 12.5kg。

炮制作用：半夏经炮制后，能降低毒性，缓和药性，消除副作用。姜半夏增强了降逆止呕作用，以温中化痰、降逆止呕为主，用于痰饮呕吐、胃脘痞满。

4. 答：炮制作用：制天南星使之毒性降低，而燥湿化痰的作用增强，用于顽痰咳嗽。

成品性状：制天南星为黄白色或淡棕色薄片，半透明，质脆易碎，味涩微麻。

5. 答：炮制作用：胆南星经炮制后，毒性降低，其燥烈之性得以缓和，药性由温转凉，味由辛转苦，功能由温化寒痰转为清化热痰。本品以清化热痰、息风定惊力强，多用于痰热咳喘、急惊风、癫痫。

成品性状：胆南星呈方块状，表面棕黄色或灰黄色，断面色稍浅，质坚实，有特异的腥气，味苦。

6. 答：复制法操作方法复杂，辅料品种较多，炮制一般需较长时间，故要注意：①时间可选择在春、秋两季进行，避免出现“化缸”；②地点应选择在阴凉处，避免曝晒，以免腐烂。③如要加热处理，火力要均匀，水量要多，以免糊汤，并可加入适量明矾防腐。

六、问答题

1. 答：半夏的炮制工艺：

（1）生半夏　取原药材，除去杂质，洗净，干燥。用时捣碎。

（2）清半夏　取净半夏，大小分开，用8%白矾溶液浸泡至内无干心。口尝微有麻舌感，取出，洗净，切厚片，干燥。每100kg半夏，用白矾20kg。

（3）姜半夏　取净半夏，大小分开，用水浸泡至内无干心。另取生姜切片煎汤，加白矾与半夏共煮至透心，取出，晾至半干，切薄片，干燥。每100kg半夏，用生姜25kg、白矾12.5kg。

（4）法半夏　取净半夏，大小分开，用水浸透至内无干心，取出；另取甘草适量，加水煎煮两次，合并煎液，倒入用适量石灰水配制的石灰液中，搅匀，加入上述已浸透的半夏，浸泡，每日搅拌1～2次，并保持浸液pH值12以上，至剖面黄色均匀、口尝微有麻舌感时，取出，洗净，阴干或烘干。每100kg半夏，用甘草15kg、生石灰10kg。

半夏的炮制作用：

生半夏有毒，使人呕吐、咽喉肿痛、失音，一般不内服，多外用，用于疮痈肿毒、湿痰咳嗽。半夏经炮制后，能降低毒性，缓和药性，消除副作用。

清半夏长于化痰，以燥湿化痰为主，用于湿痰咳嗽、痰热内结、风痰吐逆、痰涎凝聚咯吐不出。姜半夏增强了降逆止呕作用，以温中化痰、降逆止呕为主，用于痰饮呕吐、胃脘痞满。法半夏则偏于祛寒痰，同时具有调和脾胃的作用，用于痰多咳嗽、痰饮眩悸，亦多用于中药成方制剂中。

2. 答：天南星的炮制工艺：

（1）生天南星　取原药材，除去杂质，洗净，干燥。

（2）制天南星　取净天南星，按大小分别用清水浸泡，每日换水2～3次，如水面起白沫时，换水后加白矾（每100kg天南星，加白矾2kg），泡1日后，再换水漂至切开口尝微有麻舌感时取出。另取白矾、生姜片置锅内加适量水煮沸后，倒入天南星共煮至无干心时取出，除去姜片，晾至四至六成干，切薄片，干燥。筛去碎屑。每 100kg 天南星，用生姜、白矾各 12.5kg。

（3）胆南星　取制天南星细粉，加入净胆汁（或胆膏粉及适量清水），拌匀，蒸 60 分钟至透，取出放凉，制成小块，干燥。或取生南星粉，加入净胆汁（或胆膏粉及适量清水）拌匀，放温暖处，发酵 7 ～ 5 天后，再连续蒸或隔水炖 9 昼夜，每隔 2 小时搅拌一次，除去腥臭气，至呈黑色浸膏状，口尝无麻味为度，取出，晾干。再蒸软，趁热制成小块。每 100kg 制天南星细粉，用牛（或羊、猪）胆汁 400kg（胆膏粉 400kg）。

天南星的炮制作用：生天南星有毒，多外用，也有内服者，以祛风止痉为主。制天南星使之毒性降低，燥湿化痰的作用增强，多用于顽痰咳嗽。胆南星毒性降低，其燥烈之性缓和，药性由温转凉，味由辛转苦，功能由温化寒痰转化为清化热痰，以清化热痰、息风定惊力强，多用于痰热咳嗽、急惊风、癫痫等。

解毒机理：天南星通过白矾、生姜等炮制后能解毒增效，其解毒机理可能与吸附毒物、降低毒性成分含量、改变毒物理化性质和生理活性、增强人体解毒能力有关。

第十六章 发酵法和发芽法

习 题

一、填空题

1. 发酵与发芽法都必须借助于______和______的作用，都必须具有一定的环境条件，如______、______、______、______等。

2. 药物在一定的温度和湿度条件下，由于霉菌和酶的______作用，使药物______、______的方法称为发酵法。

3. 发酵制品以曲块表面霉衣______，内部______为佳，同时应有______气味，不应出现______、______及______。

4. 将净选后的新鲜成熟的果实或种子，在一定的______和______条件下，促使萌发幼芽的方法称为发芽法。

5. 通过发芽，将淀粉分解为糊精、葡萄糖及果糖，蛋白质分解成氨基酸，脂肪被分解成甘油和脂肪酸，并产生各种______、______，使其具有新的功效。

6. 发酵法炮制的常用药物有______、______、______。

7. 常用发芽法炮制的药物有______、______、______。

8. 六神曲是由______、______、______、______、______、______原料制成。

9. 处方开麦芽应付______，处方开神曲应付______。

二、选择题

（一）A 型题

1. 发酵法制备药物时，适宜的环境温度是（　　）
   A. 8 ～ 25℃　B. 30 ～ 37℃　C. 15 ～ 27℃　D. 38℃　E. 30℃

2. 发芽法炮制药物时，要求种子发芽率不低于（　　）
   A. 100%　B. 95%　C. 90%　D. 85%　E. 80%

3. 淡豆豉的制备方法属于（　　）
   A. 蒸法　B. 煮法　C. 发酵法　D. 发芽法　E. 制霜法

4. 大麦发芽的最适宜温度是（ ）

A. 10 ～ 15℃　B. 18 ～ 23℃
C. 26 ～ 30℃　D. 28 ～ 31℃
E. 31 ～ 35℃

5. 大麦发芽的适宜长度不得少于（ ）

A. 1cm　B. 0.8cm　C. 0.5cm　D. 0.3cm　E. 0.25cm

6. 一般发酵的相对湿度应控制在（ ）

A. 70% ～ 80%　B. 60% ～ 70%
C. 50% ～ 60%　D. 40% ～ 50%
E. 30% ～ 40%

7. 炒半夏曲的炮制作用主要是（ ）

A. 降低毒性　B. 降低副作用
C. 减少刺激性　D. 增强燥湿化痰作用
E. 增强健胃消食作用

（二）B 型题

A. 健脾开胃，并有发散作用，如治感冒食滞
B. 消食化积力强，以治食积泄泻为主
C. 健脾温胃、燥湿化痰
D. 具有甘香气，以醒脾和胃为主
E. 具有解表、除烦的作用

8. 生六神曲的主要功能是（ ）
9. 麸炒六神曲的主要功能是（ ）
10. 焦六神曲的主要功能是（ ）
11. 淡豆豉的主要功能是（ ）
12. 半夏曲的主要功能是（ ）

A. 消食和胃、疏肝通乳　B. 消食化滞、止泻
C. 开胃消食、下气除胀　D. 清利湿热、清解表邪
E. 行气、消食、回乳

13. 生麦芽的功能偏于（ ）
14. 炒麦芽的功能偏于（ ）
15. 焦麦芽的功能偏于（ ）
16. 粟芽的功能偏于（ ）
17. 大豆黄卷的功能偏于（ ）

（三）X 型题

18. 发酵法操作时所需条件有（　　）

A. 微生物　B. 一定的营养基

C. 30 ～ 37℃的温度　D. 70% ～ 80% 的相对湿度

E. pH 值 4 ～ 7.6，并有充足的氧或二氧化碳

19. 关于发酵品的正确说法有（　　）

A. 曲块表面霉衣白色　B. 内部无斑点

C. 具有酵香气味　D. 不出现黑色

E. 不应有酸败味

20. 关于发芽法的正确说法有（　　）

A. 温度以 18 ～ 25℃为宜　B. 浸渍后含水量控制为 42% ～ 45%

C. 春夏季宜浸泡 4 ～ 6 小时　D. 先长芽后长根

E. 发芽率一般不低于 85%

21. 炮制法属于发酵的有（　　）

A. 半夏曲　B. 淡豆豉　C. 建神曲　D. 大豆黄卷　E. 六神曲

三、改错题

1. 淡豆豉的炮制属于复制法（　　）
2. 炒麦芽具有消食和胃、疏肝通乳的作用（　　）
3. 麦芽、谷芽、淡豆豉、大豆黄卷是经过发芽法所得的炮制品（　　）
4. 用发酵法炮制的药物都是用于健脾助消化的（　　）
5. 神曲经麸炒或炒焦，产生焦香气味，增加醒脾和胃的功能（　　）
6. 大豆黄卷的作用是清热利湿，发汗解表（　　）
7. 红曲的炮制作用表现在具有健脾消食的功能（　　）
8. 大豆黄卷的作用是清热利湿、清解表邪（　　）

四、名词解释题

1. 发酵法
2. 发芽法
3. 作豉
4. 作糵
5. 作曲

五、简答题

1. 简述发酵操作时的一般注意事项。
2. 简述神曲的制备方法。

3. 简述神曲的质量要求。
4. 简述发芽法的注意事项。

六、问答题

叙述麦芽各炮制品的炮制方法、炮制作用及质量要求各是什么?

参考答案

一、填空题

1. 酶　微生物　温度　湿度　空气　水分
2. 催化分解　发泡　生衣
3. 黄白色　有斑点　酵香　黑色　霉味　酸败味
4. 温度　湿度
5. 消化酶　维生素
6. 六神曲　半夏曲　淡豆豉
7. 麦芽　谷芽　大豆黄卷
8. 苦杏仁　赤小豆　鲜青蒿　鲜苍耳草　鲜辣蓼　面粉
9. 炒麦芽　炒神曲

二、选择题

(一) A 型题

1.B　2.D　3.C　4.B　5.C　6.A　7.E

(二) B 型题

8.A　9.D　10.B　11.E　12.C　13.A　14.E　15.B　16.C　17.D

(三) X 型题

18.ABCDE　19.CDE　20.ABE　21.ABCE

三、改错题

1.×　应改为：淡豆豉的炮制属于发酵法。
2.×　应改为：生麦芽具有消食和胃、疏肝通乳的作用。
3.×　应改为：麦芽、谷芽、粟芽、大豆黄卷是经过发芽法所得的炮制品。
4.×　应改为：用发酵法炮制的药物不全是用于健脾助消化的。

5. √

6. √

7.× 应改为：红曲的炮制作用表现在具有健脾消食、活血化瘀的功能。

8. √

四、名词解释题

1. 是取经净制或处理后的药物，置适宜的温度和湿度下，在霉菌和酶的催化分解作用下，微生物生长达到一定程度，使药物发泡、生衣的方法。

2. 将净选后的新鲜成熟的果实或种子，置于容器内，加适量水浸泡后取出，在适宜的温度或湿度条件下，促使其萌发幼芽至规定程度，晒干或低温干燥的炮制方法。

3. 用熟的黄豆或黑豆进行发酵炮制的方法。

4. 用粟黍谷麦豆等五谷浸胀候生芽的方法。

5. 对某些中药进行特殊加工，制造曲类药物的一种炮制工艺。

五、简答题

1. 答：发酵制品以曲块表面霉衣黄白色，内部有斑点为佳，同时应有酵香气味。不应出现黑色、霉味及酸败味。故应注意：①原料在发酵前应进行杀菌、杀虫处理，以免杂菌感染，影响发酵质量。②发酵过程须一次完成，不中断，不停顿。③温度和湿度对发酵的速度影响很大，湿度过低或过分干燥，发酵速度慢甚至不能发酵，而温度过高则能杀死霉菌，不能发酵。

2. 答：神曲的制备方法：取杏仁、赤小豆碾成粉末，与面粉混匀，加入鲜青蒿、鲜辣蓼、鲜苍耳草药汁，揉搓成捏之成团、掷之既散的粗颗粒状软材，置模具中压制成扁长方块（33cm×20cm×6.6cm），用鲜苘麻叶包严，放入箱内，按品字形堆放，上面覆盖鲜青蒿。置30～37℃的温室，经4～6天即能发酵，待药面生出黄白色霉衣时取出，除去苘麻叶，切成2.5cm见方的小块，干燥。每100kg面粉，用杏仁、赤小豆各4kg，鲜青蒿、鲜辣蓼、鲜苍耳草各7kg。药汁为这三种鲜草汁与其药渣煎出液。

3. 答：神曲的质量要求如下。

（1）气味　具有芳香气，以无霉烂发臭的气味为佳。

（2）外观　表面满布黄白菌丝及少数黑孢子，曲块边缘呈鲜黄色，用放大镜观察，可见黄色分生孢子柄的膨胀部，其间亦有已生黑色孢子的。如果曲的表面干燥，分生孢子甚至全部不发育，即为不良曲。

（3）内部　良曲的块坚实，成品可整块取出而不碎，如果曲不成块，或成块不结实，都是菌丝发育不好的缘故。曲的内部用放大镜观察，亦多有菌丝及未成熟的孢子。

4. 答：发芽法的注意事项如下。

（1）发芽温度一般以18～25℃为宜，浸渍后含水量控制在42%～45%为宜。

（2）种子的浸泡时间应依气侯、环境而定，一般春、秋两季宜浸泡4～6小时，冬季8小时，夏季4小时。

（3）选用新鲜成熟的种子或果实，在发芽前应先测定发芽率，要求发芽率在 85% 以上。

（4）适当避光并选择有充足氧气、通风良好的场地或容器进行发芽。

（5）发芽时先长须根而后生芽，不能把须根误认为是芽，并注意以芽长 0.5 ～ 1cm 为标准，发芽过长则影响药效。

（6）在发芽过程中，要勤加检查、淋水，以保持所需湿度，并防止发热霉烂。

六、问答题

答：炮制方法如下。

（1）麦芽　取新鲜成熟饱满的净大麦，用清水浸泡六至七成透，捞出，置能排水容器内，盖好，每日淋水 2 ～ 3 次，保持湿润。待叶芽长至 0.5cm 时，取出干燥即得。

（2）炒麦芽　取净大麦芽，置预热之炒制容器内，用文火加热，不断翻动，炒至表面棕黄色，鼓起并有香气时，取出晾凉，筛去灰屑。

（3）焦麦芽　取净麦芽置炒制容器内，用中火加热，炒至有爆裂声，表面呈焦褐色，鼓起并有焦香气时，取出晾凉，筛去灰屑。

炮制作用：生麦芽具有消食和胃、疏肝通乳的作用，用于消化不良、乳汁郁积、乳癖，对食积化热者尤宜生用。经炒后性偏温而气香，具有行气、消食、回乳的作用。炒焦后性偏温而味甘微涩，增强了消食化滞、止泻的作用。

质量要求：本品出芽率不得低于 85%，芽长不得少于 0.5cm。

第十七章 制霜法

习 题

一、填空题

1. 鹿角霜具有______、收敛止血之功。
2. 千金子制霜后，其______作用缓和，毒性降低。
3. 西瓜霜具有______之功，多用于咽喉肿痛。
4. 巴豆制霜后能降低______、缓和泻下作用。
5. 柏子仁生用长于______、养心安神。
6. 巴豆制霜后，其脂肪油含量《中国药典》规定控制在______。

二、选择题

(一) A 型题

1. 西瓜霜的成品颜色为（　　）
   A. 白色　B. 灰白色　C. 乳白色　D. 黄白色　E. 淡黄色
2. 炮制西瓜霜的辅助性药物是（　　）
   A. 白矾　B. 芒硝　C. 甘草　D. 生姜　E. 石膏
3. 千金子的峻泻作用成分为（　　）
   A. 生物碱　B. 苷类　C. 脂肪油　D. 蛋白质　E. 有机酸
4. 巴豆的毒性和峻泻作用成分是（　　）
   A. 生物碱　B. 苷类　C. 脂肪油　D. 蛋白质　E. 有机酸
5. 下列药物，采用去油制霜的是（　　）
   A. 瓜蒌子　B. 信石　C. 西瓜霜　D. 鹿角霜　E. 百草霜
6. 下列药物制霜后，消除润肠致泻作用的是（　　）
   A. 巴豆　B. 千金子　C. 柏子仁　D. 信石　E. 鹿角
7. 下列药物采用煎煮制霜的是（　　）
   A. 巴豆　B. 西瓜霜　C. 信石　D. 鹿角霜　E. 千金子

8. 下列药物采用升华制霜的是（　　）
A. 巴豆　B. 西瓜霜　C. 信石　D. 鹿角霜　E. 千金子
9. 下列药物采用渗析制霜的是（　　）
A. 巴豆　B. 西瓜霜　C. 信石　D. 鹿角霜　E. 千金子

(二) B 型题

A. 降低药物毒性　B. 提高药物的纯度
C. 缓和药物性能　D. 增强药物的疗效
E. 降低或消除药物的副作用
10. 千金子的主要炮制目的是（　　）
11. 西瓜霜的主要炮制目的是（　　）
12. 信石的主要炮制目的是（　　）
13. 木鳖子的主要炮制目的是（　　）
14. 瓜蒌子的主要炮制目的是（　　）

A. 心神不安，虚烦失眠　B. 理肺化痰
C. 润肠通便，养心安神　D. 润肺止咳
E. 寒积便秘
15. 柏子仁霜用于（　　）
16. 巴豆霜用于（　　）
17. 炒瓜蒌子长于（　　）
18. 生柏子仁用于（　　）
19. 蜜炙瓜蒌用于（　　）

(三) X 型题

20. 瓜蒌子的炮制方法有（　　）
A. 净制　B. 炒黄　C. 制霜　D. 蜜炙　E. 酒炙
21. 西瓜霜的成品性状为（　　）
A. 淡黄色粉末　B. 白色结晶性粉末
C. 味苦　D. 味咸
E. 有清凉感
22. 巴豆霜的成品性状为（　　）
A. 淡黄色粉末　B. 白色结晶性粉末
C. 味辛辣　D. 味苦
E. 微显油性
23. 下列药物制霜后，既能降低毒性又能缓和药性的是（　　）
A. 巴豆　B. 千金子　C. 柏子仁　D. 西瓜霜　E. 鹿角霜

24. 下列药物制霜后，降低毒性的是（　　）
　A. 巴豆　B. 千金子　C. 柏子仁　D. 西瓜霜　E. 木鳖子
25. 瓜蒌子制霜的炮制作用是（　　）
　A. 降低滑肠作用　B. 降低致呕作用
　C. 增强润肺祛痰作用　D. 增强清热泻火作用
　E. 降低毒性作用

三、改错题

1. 信石为砒霜的加工品，成品为白色结晶或粉末（　　）
2. 鹿角霜具有温肾助阳、养血安神的功能（　　）
3. 柏子仁制霜后可消除毒性和滑肠致泻的作用（　　）

四、名词解释题

1. 制霜法
2. 去油制霜法
3. 渗析制霜法
4. 升华制霜法

五、简答题

1. 简述去油制霜的目的。
2. 简述渗析制霜法。
3. 简述木鳖子制霜的炮制作用。
4. 简述升华制霜法。

六、问答题

1. 如何炮制西瓜霜？炮制辅料及用量如何？
2. 巴豆的炮制工艺及炮制作用各是什么？

参考答案

一、填空题

1. 温肾助阳
2. 泻下
3. 清热泻火
4. 毒性

5. 润肠通便
6. 18% ～ 20%

二、选择题

（一）A 型题

1.A 2.B 3.C 4.C 5.A 6.C 7.D 8.C 9.B

（二）B 型题

10.A 11.D 12.B 13.A 14.E 15.A 16.E 17.B 18.C 19.D

（三）X 型题

20.ABCD 21.BDE 22.ACE 23.AB 24.ABE 25.ABC

三、改错题

1.× 应改为：砒霜为信石的加工品，成品为白色结晶或粉末。
2.× 应改为：鹿角霜具有温肾助阳、收敛止血的功能。
3.× 应改为：柏子仁制霜后可消除呕吐和滑肠致泻的作用。

四、名词解释题

1. 药物经过去油制成松散粉末或析出细小结晶或生华的方法。
2. 药物经过适当加热去油制成松散粉末的方法。
3. 药物与物料经过加工析出细小结晶的方法。
4. 药物经过高温加工处理，升华成结晶或细粉的方法。

五、简答题

1. 答：①降低毒性；②缓和药性；③降低副作用。
2. 答：渗析制霜法即药物与物料经过加工析出细小结晶的方法。
3. 答：除去大部分油质，降低毒性，可供内服。
4. 答：升华制霜法即药物经过高温加热处理，升华成结晶或细粉的方法。

六、问答题

1. 答：取新鲜西瓜瓤，放入不带釉的罐内，一层西瓜一层芒硝，放满后，将口封严，置阴凉通风处，数日后将罐外析出的白色结晶物收集，随析随收集，至无结晶析出为止。炮制辅料为芒硝，用量为 15%。

2. 答：取净巴豆仁，碾如泥状，里层用纸，外层用布包严，蒸热后榨去油，如此反复操作，至药物松散成粉，不再黏结成饼为度。

去油制霜后，能降低毒性，缓和泻下作用。

第十八章 其他制法

习 题

一、填空题

1. 醋硇砂的炮制目的是______。

2. 雄黄的主要成分是______。白硇砂主含______，紫硇砂主含______。

3. 竹沥的饮片类型为______。竹沥的炮制作用是______。

4. 肉豆蔻现行的炮制方法有______。其炮制作用是免于______，增强______功能。

5. 水飞中不能混悬的杂质多为夹杂的______和______

6. 蜈蚣焙制的作用是______、______

7. 肉豆蔻生品有______之弊，其毒性成分是______；煨制能消除______，增强______作用。

8. 葛根生用______、______、______，煨制能______的作用。

9. 木香的煨制是采用与______层层相隔的方法，放置______或______，煨至木香所含的______渗透到纸上，取出木香，放凉，备用。

10. 提净法适宜于______类药物，芒硝结晶的最佳温度是______，风化硝风化温度不宜超过______。

11. 干馏法温度较高，一般裂解温度蛋黄油在______左右，竹沥油在______，豆类在______，干馏后得到两种新的化合物是______和______，它们具有______作用。

二、选择题

(一) A 型题

1. 虻虫、蜈蚣最常用的炮制方法是（　　）

A. 滑石炒法　B. 蛤粉炒法　C. 麦麸煨法　D. 烘焙法

2. 采用纸煨方法的药物是（　　）

A. 肉豆蔻　B. 木香　C. 诃子　D. 干姜

3. 适用于肉豆蔻、诃子和葛根煨制的共同辅料是（　　）

A. 滑石粉　B. 麦麸　C. 面粉　D. 吸油纸

4. 肉豆蔻、诃子、木香和葛根煨制的共同的作用是（　　）

A. 消食化积且行气止痛　B. 温散寒气
C. 解肌退热　D. 增强止泻

5. 煨肉豆蔻和煨木香增强固肠止泻作用的共同原理是（　　）

A. 脂肪油含量降低　B. 挥发油含量降低
C. 挥发油理化性质改变　D. 鞣质增加

6. 芒硝提净后主要成分是（　　）

A. Na_2SO_4　B. $Na_2SO_4 \cdot 10H_2O$
C. NaCI　D. NH_4CI

7. 水飞法适应的药物是（　　）

A. 所有矿物药　B. 溶于水的矿物药
C. 不溶于水的矿物药　D. 贝壳类药

8. 雄黄水飞降低毒性的原理是（　　）

A. As_2S_2 含量降低　B. As_2S_2 含量增高
C. As_2O_3 含量降低　D. As_2O_3 含量增高

9. 干馏所得裂解物是以不含氮的酸性、酚性物质为主要成分的药物是（　　）

A. 竹沥　B. 蛋黄油　C. 黑豆馏油　D. 大豆馏油

10. 蛋黄油制备，是取煮熟的（　　），再经熬炼取得。

A. 鸡蛋剥取蛋黄　B. 鸡蛋剥取蛋清
C. 鸭蛋剥取蛋黄　D. 鸭蛋剥取蛋清

11. 烘法的操作方法为（　　）

A. 药物置近火处，使内部水分蒸发
B. 药物置锅内，文火加热，使内部水分蒸发
C. 药物置锅内，文火加热，勤翻动，使内部水分蒸发
D. 药物置锅内，中火加热，使内部水分蒸发
E. 药物置锅内，中火加热，勤翻动，使内部水分蒸发

12. 焙法的操作方法为（　　）

A. 药物置近火处，使内部水分蒸发
B. 药物置锅内，文火加热，使内部水分蒸发
C. 药物置锅内，文火加热，勤翻动，使内部水分蒸发
D. 药物置锅内，中火加热，使内部水分蒸发
E. 药物置锅内，中火加热，勤翻动，使内部水分蒸发

13. 临床上使用的蜈蚣多为（　　）

A. 生品　B. 炒蜈蚣　C. 酒蜈蚣　D. 制蜈蚣　E. 焙蜈蚣

14. 焙蜈蚣的主要目的是（　　）

A. 降低毒性，供外用　B. 降低毒性，供内服
C. 便于煎煮　D. 便于贮藏
E. 增强疗效

15. 芒硝的提净工艺为（　）
A. 药材溶于规定热溶剂中→过滤→得结晶
B. 药材溶于规定热溶剂中→过滤→滤液静置→冷却得结晶
C. 药材溶于规定热溶剂中→过滤→滤液浓缩→得结晶
D. 药材溶于规定热溶剂中→过滤→滤液加一定辅料→浓缩→得结晶
E. 药材加热熔融→过滤→滤液浓缩→得结晶

16. 关于芒硝的炮制，下列叙述中错误的一项是（　）
A. 芒硝与萝卜共煮，可提高芒硝的纯净度
B. 芒硝与萝卜共煮，可提高芒硝的产量
C. 芒硝与萝卜共煮，可增强润燥软坚、消导作用
D. 芒硝结晶最佳温度为 10℃
E. 当温度大于 34℃时芒硝溶解度开始减少

17. 干馏法制竹沥所需裂解温度为（　）
A. 120 ～ 180℃　B. 200 ～ 250℃
C. 280 ～ 300℃　D. 350 ～ 400℃
E. 410 ～ 450℃

18. 芒硝结晶的最不适宜的温度是（　）
A. 0℃　B. 2 ～ 4℃　C. 15℃　D. 8 ～ 10℃　E. 35℃

(二) B 型题

A. 煨法　B. 制霜法　C. 水飞法　D. 提净法　E. 干馏法
19. 葛根炮制多选用（　）
20. 制备黑豆馏油采用的是（　）
21. 朱砂炮制多选用（　）

A. 诃子　B. 硇砂　C. 虻虫　D. 滑石　E. 蛋黄油
22. 采用提净法炮制的药物是（　）
23. 宜选用煨法炮制的药物是（　）
24. 采用干馏法制备的药物是（　）

(三) X 型题

25. 关于麸炒和麸煨的区别，描述不正确的是（　）
A. 辅料用量不同　B. 加热温度不同
C. 加热时间不同　D. 炮制目的不同 E. 使用设备不同

26. 朱砂水飞工艺是（　　）

A. 吸尽铁屑　　B. 加水研磨成糊状

C. 加入大量清水搅拌　　D. 倾取混悬液静置，取沉淀

E. 沉淀加热干燥

27. 可采用煨法炮制的药物有（　　）

A. 诃子　B. 葛根　C. 木香　D. 肉豆蔻　E. 瓜蒌

28. 诃子的炮制品种有（　　）

A. 诃子肉　B. 诃子核　C. 炒诃子肉　D. 面裹煨诃子　E. 麦麸煨诃子

29. 经干馏法得到的裂解产物以含氮的碱性物质为主的海尔满、吡啶类和卟啉类衍生物的药物有（　　）

A. 蛋黄油　B. 大豆馏油　C. 黑豆馏油　D. 竹沥油　E. 米糠油

30. 煨肉豆蔻可用辅料包括（　　）

A. 麦麸　B. 滑石粉　C. 蛤粉　D. 面粉　E. 纸

31. 下列药物采用烘焙法炮制的有（　　）

A. 斑蝥　B. 蜈蚣　C. 虻虫　D. 九香虫　E. 木鳖子

32. 经过干馏所得裂解物主要为含酸性物质的药物有（　　）

A. 蛋黄油　B. 黑豆馏油　C. 竹沥　D. 米糠油　E. 以上都不是

33. 今常用的煨制方法包括（　　）

A. 滑石粉煨　B. 麦麸煨　C. 面裹煨　D. 纸煨　E. 灰火煨

34. 滑石粉或麦麸煨与加滑石粉或加麦麸炒的区别是（　　）

A. 辅料用量多　　B. 受热程度低

C. 加热时间长　　D. 加辅料方式一样

E. 所用设备不一样

35. 煨制肉豆蔻的作用是（　　）

A. 除去部分油质，免于滑肠　　B. 除尽肉豆蔻醚，减小刺激性

C. 挥发油含量降低　　D. 挥发油理化性质改变

E. 增强固肠止泻作用

36. 煨木香增强实肠止泻作用的原理与下列因素有关（　　）

A. 挥发油含量降低　　B. 挥发油理化性质改变

C. 脂肪油含量下降　　D. 水煎剂抑制离体肠管的蠕动作用显著

E. 制成的挥发油乳剂对抑制离体肠管的蠕动作用增强

37. 煨葛根的作用是（　　）

A. 解肌退热　B. 生津止渴　C. 透疹　D. 减轻发汗　E. 增强止泻

38. 芒硝提净后的作用是（　　）

A. 除去杂质，使药物纯净　　B. 缓和咸寒之性

C. 增强润燥软坚、下气通便作用　　D. 降低毒性

E. 用于消坚化瘀

39. 提净时常用的辅料有（　　）

A. 酒　B. 醋　C. 盐水　D. 豆腐　E. 萝卜

40. 常用水飞法炮制的药物有（　　）

A. 朱砂　B. 滑石　C. 玛瑙　D. 硇砂　E. 蛤粉

41. 下列能为临床制备新药的炮制方法有（　　）

A. 发芽法　B. 发酵法　C. 干馏法　D. 提净法　E. 烘焙法

三、改错题

1. 朱砂是矿物药，质坚硬，需煅后水飞方可入煎或制丸散（　　）
2. 蛋黄油为家鸡的蛋，经熬炼取得（　　）
3. 竹沥对热咳痰稠，疗效最佳（　　）
4. 玛瑙采用明煅法炮制（　　）
5. 硇砂醋制后能使药物纯净，并能降低毒性（　　）
6. 制备风化硝的温度一般不宜超过 30℃（　　）
7. 煨法不同于加辅料炒法之处是所用辅料量少，加热温度高，时间短（　　）
8. 某些矿物药，尤其是一些不溶于水的无机盐类药物，可以用提净法处理，除去药物中的杂质，达到纯净的目的（　　）
9. 朱砂用火加热处理生成有毒性的硫化汞（HgS）（　　）
10. 雄黄加热处理会使有毒的 As_2O_3 含量增高，而增强毒性（　　）
11. “雄黄见火毒如砒”，故一般不煅制，也不入煎剂，而是水飞成极细粉末。（　　）
12. 干馏所得的产品都是液体状态的药物（　　）

四、名词解释题

1. 烘焙法
2. 煨法
3. 提净法
4. 降温结晶
5. 蒸发结晶
6. 水飞法
7. 干馏法
8. 特殊制法

五、简答题

1. 煨制法应注意什么？
2. 风化硝与芒硝的区别是什么？各有什么作用？
3. 什么是干馏法？哪些药物是用干馏法制备的？

4. 药物水飞时应注意哪些问题？
5. 雄黄、朱砂为何“忌火煅”？
6. 简述烘焙法的操作方法及注意事项。
7. 简述蜈蚣焙制的目的及其炮制原理。
8. 煨制肉豆蔻的原理是什么？
9. 诃子各种炮制品有何作用？
10. 简述提净的操作方法。
11. 芒硝炮制的原理是什么？

六、问答题

1. 硇砂如何重结晶？有什么作用？
2. 水飞法如何操作？其炮制作用是什么？
3. 煨肉豆蔻有几种方法？哪种方法最常用？其炮制意义是什么？
4. 水飞的目的有哪些？应注意哪些问题？

参考答案

一、填空题

1. 使药物纯净并降低毒性
2. 二硫化二砷　氯化铵　氯化钠
3. 鲜竹沥　产生新功效
4. 麦麸煨、滑石粉煨、面裹煨　滑肠　固肠止泻
5. 砷　汞
6. 降低毒性　使干燥利于粉碎
7. 刺激性和滑肠　豆蔻醚　刺激性　固肠止泻
8. 解肌退热　生津止渴　透疹　增强止泻
9. 吸油纸　烘干室　温度较高处　挥发油
10. 溶于水的矿物　10～15℃　30℃
11. 280℃　350～400℃　400～450℃　不含氮的酸性、酚性物质　含氮碱性物质　抗过敏、抗真菌或镇痉。

二、选择题

（一）A 型题

1.D　2.B　3.B　4.D　5.C　6.B　7.C　8.C　9.A　10.A　11.A　12.C　13.E　14.B　15.B　16.B　17.D　18.E

（二）B 型题

19.A　20.E　21.C　22.B　23.A　24.E

（三）X 型题

25.ABCD　26.ABCD　27.ABC、D　28.ACDE　29.ABC　30.ABD　31.BC
32.CD　33.ABCD　34.ABC　35.ABCDE　36.ABDE　37.DE　38.ABC　39.BE
40.ABC　41.ABC

三、改错题

1.×　应改为：朱砂是矿物药，质坚硬，水飞后可入煎或制丸散。

2.×　应改为：蛋黄油为家鸡的蛋，煮熟后剥取蛋黄，经熬炼取得。

3. √

4. √

5. √

6. √

7.×　应改为：煨法不同于加辅料炒法之处是所用辅料量多，加热温度低，时间长。

8. √

9.×　应改为：朱砂用火加热处理生成有毒性的游离汞。

10. √

11. √

12. √

四、名词解释题

1. 将净选或切制后的药物用文火直接或间接加热，使之充分干燥的方法。

2. 将净选或切制后的药物直接或用吸附性辅料包裹、包夹，置于加热辅料中（或热源旁），缓缓加热处理至规定程度的炮制方法。

3. 某些矿物药，特别是一些可溶性无机盐类药物，经过溶解，过滤，除净杂质后，再进行重结晶，以进一步纯净药物的方法。

4. 将该药物与辅料加水共煮后，滤去杂质，将滤液置阴凉处，使之冷却重新结晶。

5. 将药物先适当粉碎，加适量水加热溶化后，滤去杂质，将滤液置于搪瓷盆中，加入定量米醋，再将容器隔水加热，使液面析出结晶物，随析随捞取，至析尽为止；或将原药与醋共煮后，滤去杂质，将滤液加热蒸发至一定体积后再使之自然干燥。

6. 某些不溶于水的矿物药，利用粗细粉末在水中悬浮性不同，将不溶于水的矿物、贝壳类药物经反复研磨，而分离制备极细腻粉末的方法。

7. 将药物置于容器内，以火烤灼，使产生汁液的方法。

8. 某些药物用一些特殊工艺加工而成，其目的在于制备新的药物，产生新的临床功用。

五、简答题

1. 答：（1）煨制辅料用量大。

（2）煨时，火力不宜过大，以使其油分慢慢渗出吸附到辅料中。

（3）受热程度低，受热时间长。

2. 答：芒硝为朴硝（将天然产品加热水溶解过滤，除去泥砂及不溶性杂质，将滤液静置，析出的结晶是芒硝的粗制品，称为朴硝，杂质较多，不宜内服），用萝卜煮制后所得的品种，煮制后可提高其纯净度，同时可缓和其咸寒之性，并借萝卜消积滞、化痰热、下气、宽中作用，而取其消导降气之功，以增强芒硝润燥软坚、消导、下气通便之功。本品具有泻热通便、润燥软坚、清火消肿的作用，以消积散痈见长，多外用于乳痈、实热便秘、大便燥结、积滞腹痛、肠痈肿痛。芒硝主含含水硫酸钠（$Na_2SO_4 \cdot 10H_2O$）。

风化硝为芒硝经风化，失去结晶水后的无水硫酸钠，其性缓和而不泄利，用于治上焦心肺痰热、牙龈肿痛、目赤、小儿惊热；还可外用于疮面、咽喉肿痛、口舌生疮。风化硝主含硫酸钠（Na_2SO_4）。

3. 答：将药物置于容器内，以火烤灼，使产生汁液的方法称为干馏法。

制备方法多以砂浴加热，在干馏器上部收集冷凝的液状物，如黑豆馏油等；有的在容器周围加热，在下面收采液状物，如竹沥油等；有的用武火炒制备油状物，如蛋黄油等。干馏法温度一般较高，多在 120 ～ 450℃进行，但由于原料不同，各干馏物裂解温度也不一样，如蛋黄油在 280℃左右、竹沥油在 350 ～ 400℃、豆类的干馏物一般在 400 ～ 450℃制成。代表药材有竹沥、蛋黄油、黑豆馏油。

4. 答：（1）在研磨过程中，水量宜少。

（2）搅拌混悬时加水量宜大，以除去溶解度小的有毒物质或杂质。

（3）干燥时温度不宜过高，以晾干为宜。

（4）朱砂和雄黄粉碎要忌铁器，并要注意温度。

5. 答：朱砂的主要成分为硫化汞（HgS），尚含有微量的杂质。杂质主要是游离汞和可溶性汞盐，后者毒性极大，为朱砂中的主要毒性成分，同时朱砂受热可使硫化汞氧化分解产生游离汞，而使其毒性增加；水飞可使朱砂中毒性成分汞的含量下降，亦可降低铅等重金属的含量。水飞时洗涤次数越多，可溶性汞盐的含量越少，而对 HgS 含量基本无影响。

雄黄主含硫化砷（As_2S_2）。现代研究证明。As_2S_2 毒性很小，但雄黄中夹杂有剧毒化合物 As_2S_3（俗称砒霜），临床用药需炮制以降低或除去 As_2S_3。雄黄受热可使硫化砷氧化分解产生 As_2S_3，而使其毒性增加；研究发现，雄黄在空气中受热，当温度上升到 180℃以上，至 220 ～ 250℃时，As_2S_2 大量转化生成 As_2S_3，毒性增加，故雄黄不能加热炮制，且水飞后宜低温干燥或晾干。现多用水飞法炮制，水飞法能降低雄黄中 As_2S_3

的含量。

6. 答：操作方法：烘，是将药物置于近火处，或利用烘箱、干燥室等设备，使药物所含水分徐徐蒸发；焙，是将药物置于金属容器或锅内，用文火经较短时间加热，并不断翻动，焙至药物颜色加深，质地酥脆为度。

注意事项：一定用文火，并要勤翻动，以免药物焦化。

7. 答：炮制目的：生蜈蚣有毒，多外用。焙后降低毒性，使之干燥，便于粉碎，供内服，用于急慢惊风、破伤风等导致的痉挛抽搐，还可用于顽固性头部抽痛、风湿痹痛等症。

炮制原理：蜈蚣含两种类似蜂毒的有毒成分，即组织胺样物质及溶血蛋白质。具有溶血作用，能引起过敏性休克，量大时能使心脏麻痹，并能抑制呼吸中枢。中毒症状常见恶心、呕吐、腹痛、腹泻、全身无力、不省人事、心悸、脉搏缓慢、呼吸困难、体温及血压下降。经焙后，可破坏其毒性成分，从而降低毒性。

8. 答：肉豆蔻中含脂肪油，有滑肠副作用；含挥发油，其中4%为有毒物质肉豆蔻醚，服用过量可致中毒，产生昏迷、瞳孔散大及惊厥等现象。煨制后脂肪油含量减少，消除滑肠副作用，挥发油含量也下降，其中肉蔻醚除尽，免于中毒。另外，挥发油颜色加深，折光率变大，说明理化性质发生了改变，而且对家兔离体肠管的蠕动有显著的抑制作用，因而增强了固肠止泻的作用。这就是煨制肉豆蔻的炮制原理。

9. 答：生诃子长于敛肺利咽，用于治疗失音、久咳；炒诃子酸涩之性缓和，用于消食化积；煨诃子涩敛之性增强，涩肠止泻的作用增强，用于久泻久痢及脱肛。

10. 答：提净时根据不同品种一般有三种不同方法：①药物与辅料加水共煮后，滤去杂质，将滤液置阴凉处，使之冷却重新结晶，如芒硝。②将含结晶水的药物置空气中，使之风化失去结晶水，得粉末，如风化硝。③药物先适当粉碎，加适量水加热溶化后，滤去杂质，将滤液置于搪瓷盆中，加入定量米醋，水浴加热，使液面析出结晶物，随析随捞取，至析尽为止；或将原药与醋共煮后，滤去杂质，将滤液加热蒸发至一定体积后再使之自然干燥，如硇砂。

11. 答：根据药物在不同温度下，在水中溶解度不同的性质，以除去杂质，使药物达到纯净。

六、问答题

1. 答：取净硇砂块，置沸水中溶化，过滤后倒入搪瓷盆中，加入适量醋，将搪瓷盆放在水锅内，隔水加热蒸发，当液面出现结晶时随时捞起，直至无结晶析出为止，干燥。或将上法滤过获得的清液置锅中，加入适量醋，加热蒸发至干，取出。每100kg硇砂，用米醋50kg。

用醋来提净硇砂，能使药物纯净，并能降低毒性，同时借助醋散瘀之性，增强软坚化瘀之功。

2. 答：操作过程：将药物适当破碎，加入清水，研磨，至糊状，加多量水，静置，倾出混悬液残渣，继续研磨，加多量水，倾出混悬液，反复数次，合并混悬液，静置，取沉淀物，干燥后研成极细粉。

炮制作用：①去除杂质，洁净药物。②使药物质地细腻，便于内服和外用，提高其生物利用度。③防止药物在研磨过程中粉尘飞扬，污染环境，同时也引起损耗，使药效下降。④水飞后使药粉达到极细和纯净，降低毒性，便于制剂，如雄黄，水飞法能降低雄黄中 As_2O_3 含量，用水量愈多，As_2O_3 去除得愈净。

3. 答：麦麸煨：将麦麸和肉豆蔻同置锅内，用文火加热并适当翻动，至麦麸呈焦黄色，肉豆蔻呈深棕色时取出，筛去麦麸，放凉，用时捣碎。每 100kg 肉豆蔻，用麦麸 40kg。

滑石粉煨：将滑石粉置锅内，加热炒至灵活状态，投入肉豆蔻，翻埋至肉豆蔻呈深棕色并有香气飘逸时取出，筛去滑石粉，放凉，用时捣碎。每 100kg 肉豆蔻，用滑石粉 50kg。

面裹煨：取面粉，加适量水做成团块，再压成薄片，将肉豆蔻逐个包裹，或将肉豆蔻表面用水湿润，如水泛丸法包裹面粉，再湿润包裹至 3 ～ 4 层，晒至半干，投入已炒热的滑石粉锅内，适当翻动，至面皮呈焦黄色时取出，筛去滑石粉，放凉，剥去面皮。用时捣碎。

目前常用的有麦麸煨、滑石粉煨、面裹煨。煨制的意义在于可除去部分油质，免于滑肠，刺激性减小，增强了固肠止泻之功。

4. 答：目的：①去除杂质，洁净药物。②使药物质地细腻，便于内服和外用，提高其生物利用度。③防止药物在研磨过程中粉尘飞扬，污染环境。④除去药物中可溶于水的毒性物质，如砷、汞等。

注意事项：①在研磨过程中，水量宜少。②搅拌混悬时加水量宜大，以除去溶解度小的有毒物质或杂质。③干燥时温度不宜过高，以晾干为宜。④朱砂和雄黄粉碎要忌铁器，并要注意温度。

模拟试题一

习　题

一、名词解释

（每题 2 分，共 10 分）

1. 姜炙
2. 复制
3. 提净
4. 败片
5. 闷煅

二、填空题

（每空 1 分，共 25 分）

1. 中药炮制是随着______而产生的，其历史可追溯到______。
2. 影响炮制品质量变异的自然因素有______、______、______、______。
3. 酸枣仁用______火炒至______为度。
4. 槐花炭用______火炒至______为标准。
5. 炙法可分为______、______、______、______、______、______。
6. 法半夏：取净半夏用清水浸至______为度，再用甘草、石灰液浸泡至______为度。
7. 白芍、麻黄、蛤蚧、珍珠母、大豆黄卷、芒硝、朱砂多用______、______、______、______、______、______、______炮制（按顺序写）。

三、选择题

（选择一个正确答案，对的打“√”，共 10 分）

1. 我国古代第一部炮制专著是（　　）

A.《本草蒙筌》　　B.《本草求真》
C.《炮炙大法》　　D.《修事指南》
E.《雷公炮炙论》

2. 黄柏、泽泻经盐水制后有助于引药（　　）

A. 入心　　B. 入脾　　C. 入肾　　D. 入肝　　E. 入肺

3. 僵蚕常采用的炮制方法是（　　）

A. 麸炒　　B. 米炒　　C. 土炒　　D. 砂炒　　E. 蛤粉炒

4. 白茅根炒炭的火候为（　　）

A. 大火　　B. 小火　　C. 中火　　D. 强火　　E. 微火

5. 每 100kg 槐角用炼蜜量为（　　）

A. 5kg　　B. 6kg　　C. 8kg　　D. 10kg　　E. 12.5kg

6. 麸炒枳壳的炮制作用是（　　）

A. 增强疗效　　B. 清除其挥发油

C. 赋色　　D. 缓和辛燥之性

E. 便于粉碎

7. “味薄者升，气薄者降，气厚者浮，味厚者沉”，这段话的作者是（　　）

A. 李时珍　　B. 李东垣　　C. 张仲景　　D. 张仲岩　　E. 汪昂

8. 水红花子炒黄的标准是（　　）

A. 黄色　　B. 鲜黄色　　C. 深黄色　　D. 爆花　　E. 焦黄色

9. 制何首乌的辅料宜选用（　　）

A. 黄酒　　B. 黑豆汁　　C. 米醋　　D. 甘草汁　　E. 蜂蜜

10. 黄酒的含醇量一般为（　　）

A.10% ～ 20%　　B.15% ～ 20%

C.20% ～ 30%　　D.40% ～ 50%

E.50% ～ 60%

四、改错题

（在括号内对的打“√”，错的打“×”，共 10 分）

1. 醋的主要成分为醋酸，其含量一般为 5% ～ 10%（　　）

2. 在《灵枢・邪客》“秫米半夏汤”中的“治半夏”是未经过炮制的半夏（　　）

3. 车前子采用先炒药后加盐水的方法炮制为宜（　　）

4. 金樱子采用烫去毛的方法炮制（　　）

5. 含芳香挥发性成分药材的干燥温度一般不超过 80℃（　　）

6. 姜半夏选用生姜、甘草、皂角作为辅料炮制（　　）

7. 米炒斑蝥以药物的颜色变化为标准（　　）

8. 炒白果仁用文火炒至深黄色为度（　　）

9. 旋转式切药机不宜全草类药物的切制（　　）

10. 马兜铃每 100kg，用炼蜜量为 25kg（　　）

五、简答题

（每题 5 分，共 15 分）

1. 简述蒸法的目的。

2. 桑螵蛸的炮制作用是什么？

3. 中药炮制学的基本任务是什么？

六、问答题

（每题 10 分，共 30 分）

1. 中药为什么要炮制？举例说明。

2. 清炒法的目的及注意事项各是什么？举例说明。

3. 地黄、蒲黄、黄柏、牡蛎四药如何炮制？炮制前后作用有何不同？为什么？

参考答案

一、名词解释

1. 将净选或切制后的药物，加入定量姜汁拌炒的方法。

2. 将净选后的药物加入一种或数种辅料，按规定操作程序，反复炮制的方法。

3. 某些矿物药，特别是一些可溶性无机盐类药物，经过溶解，过滤，除净杂质后，再进行重结晶，以进一步纯净药物，这种方法称为提净法。

4. 在中药饮片切制过程中所有不符合切制规格、片型标准的饮片，都称为败片，主要包括连刀片、掉边与炸心片、皱纹片。

5. 药物在高温缺氧条件下煅烧成炭的方法，又称为密闭煅、暗煅、扣锅煅等。

二、填空题

1. 中药　原始社会

2. 光　空气　温度　湿度

3. 文　鼓起、颜色加深、有爆鸣声

4. 中　焦褐色

5. 酒炙法　醋炙法　盐炙法　姜炙法　蜜炙法　油炙法

6. 内无干心　切面黄色均匀，口尝微有麻舌感

7. 酒炙法　蜜炙法　酒炙法　明煅法　发芽法　提净法　水飞法

三、选择题

1.E　2.C　3.A　4.C　5.E　6.D　7.E　8.D　9.B　10.B

四、改错题

1.× 应改为：醋的主要成分为醋酸，其含量一般为 4% ～ 6%。

2.× 应改为：在《灵枢·邪客》篇“秫半夏汤”中的“治半夏”是经过炮制的半夏。

3. √

4.× 应改为：金樱子采用挖去毛的方法炮制。

5.× 应改为：含芳香挥发性成分药材的干燥温度一般不超过 50℃。

6.× 应改为：姜半夏选用生姜、甘草作为辅料炮制。

7. √

8. √

9. √

10. √

五、简答题

1. 答：（1）改变药物性能，扩大用药范围：如地黄蒸制后使药性转温，功能由清变补。

（2）减少副作用：如大黄酒蒸后泻下作用缓和，能减轻腹痛等副作用。

（3）保存药效，利于贮存：如桑螵蛸生品经蒸后可杀死虫卵，便于贮存。

（4）便于软化切片：如木瓜、天麻等药物采用蒸后切片的方法软化效果好，效率较高，饮片外表美观，容易干燥。

2. 答：生桑螵蛸令人泄泻。蒸后可消除致泻的副作用，同时经过蒸制，又可杀死虫卵，有利于保存药效。

3. 答：中药炮制学的基本任务是遵循中医药理论体系，在继承中药传统炮制技术和理论的基础上，应用现代科学技术探讨炮制原理，改进炮制工艺，制订饮片质量标准，以提高中药饮片质量，保证临床用药安全有效，从而不断创新与发展本学科。

六、问答题

1. 答：（1）降低或消除药物的毒性或副作用。如草乌是良好的止痛药，治疗风寒湿引起的痹证有良好的效果，但草乌含有毒性成分乌头碱，生用能致人死亡，这种生物碱的毒性在 1∶10000 的水溶液中一滴就能引起麻舌感，3 ～ 5mg 就能引起死亡，肌注 0.2 ～ 0.3mg 可致死，毒性很强，但经过水制、加热及辅料炮制后，毒性大大降低。

（2）改变或缓和药物的性能。如大黄生品苦寒泻下，而大黄熟品的性味苦寒偏于平和，缓和了药性。

（3）增强药物疗效。如延胡索是镇痛的有效药，经醋制后，可增强其止痛效果。

（4）改变或增强药物作用的趋向。如生莱菔子升多于降，用于涌吐风痰，而炒莱菔子降多于升，用于降气化痰、消食除胀。

（5）改变药物作用的部位或增强对某部位的作用。如黄连生用入心经，姜汁炙入胃经，吴萸制能增强对肝经的作用。

（6）便于调剂和制剂。如质地坚硬的矿物类、甲壳类及动物化石类药材很难粉碎，不便制剂和调剂，在短时间内也不易煎出其药效成分，因此必须经过加热等处理，使之质地酥脆而便于粉碎，如炉甘石等。

（7）洁净药物，利于贮藏保管。如桑螵蛸清蒸后，可保存药效，消除副作用，并杀死虫卵，易于贮藏。

（8）矫臭矫味，利于服用。如中药中的某些动物类药材（如紫河车、乌贼骨）、树脂类药材（如乳香、没药）或其他有特殊不快气味的药物，通过炮制可矫臭矫味，利于服用。

2. 答：清炒的目的：①增强疗效，如王不留行；②降低毒性或副作用，如牵牛子；③缓和药性，如葶苈子、牵牛子等；④增强或产生止血作用，如地榆等；⑤保证疗效，利于贮存，如槐米、苦杏仁等。

注意事项：①药物必须大小分档，选择适当火力；②搅拌要均匀，出锅要迅速；③炒前锅要预热。

3. 答：熟地黄：取净生地，加黄酒拌匀，隔水蒸至酒吸尽，显乌黑色光泽，味转甜，取出，晒至外皮黏液稍干，切厚片，干燥。每100kg生地黄，用黄酒30～50kg。蒸制成熟地黄后，药性由寒转温，味由苦转甜，功能由清转补。熟地黄质厚味浓，滋腻碍脾。酒制后性转温，主补阴血，且可借酒力行散，起到行药势、通血脉的作用。

蒲黄炭：取净蒲黄，置炒制容器内，用中火加热，炒至棕褐色，喷淋少许清水，灭尽火星，取出晾干。蒲黄生品性滑，有活血化瘀的作用，炒炭后性涩，具有止血的作用。

盐黄柏：取黄柏丝或块，用盐水拌匀，稍闷，待盐水被吸尽后，置炒制容器中，用文火加热，炒干，取出晾凉，筛去碎屑。每100kg生黄柏，用食盐2kg。黄柏经盐炙后可引药入肾，缓和苦燥之性，增强滋肾阴、泻相火、退虚热的作用。

煅牡蛎：取净牡蛎，置耐火容器内或无烟炉火上，用武火加热，煅至酥脆时取出。牡蛎煅后质地酥脆，易于粉碎，增强了收敛固涩之功。

模拟试题二

习 题

一、名词解释

（每题 2 分，共 10 分）

1. 土炒
2. 干馏
3. 炒黄
4. 焯法
5. 伏

二、填空题

（每空格 1 分，共 25 分）

1. 发酵的鉴别标准为______、______、______。
2. 半夏的炮制品种有______、______、______、______。
3. 火麻仁的贮存方法为______。
4. 雄黄炮制应注意______。
5. 判断煅透的方法有______、______、______、______。
6. 常山酒制后可______、______，多用于______。
7. 蛇蜕段每 100kg，用黄酒______。
8. 商陆经醋炙后有______的作用。
9. 蔓荆子、槟榔、茜草、桂枝、郁金、自然铜、肉豆蔻各用______、______、______、______、______、______、______炮制（按顺序填写）。

三、选择题

（选择一个正确答案，每题 1 分，共 10 分）

1. 炙法的火候多选用（　　）

A. 大火　　B. 文火　　C. 中火　　D. 武火　　E. 强火

2. 李时珍在《本草纲目》中收载炮制内容的项目是（　　）
A. 炮制　B. 炮炙　C. 修治　D. 修事　E. 修制
3. 黄芩软化切片应采用（　　）
A. 润法　B. 蒸法　C. 抢水洗　D. 淋法　E. 冷水浸
4. 适应酒炙法炮制的药物是（　　）
A. 艾叶　B. 芫花　C. 杜仲　D. 桑枝　E. 知母
5. 炙马兜铃的常用蜜量为（　　）
A. 15%　B. 20%　C. 30%　D. 10%　E. 25%
6. 僵蚕通常采用的炮制方法是（　　）
A. 清炒　B. 炒焦　C. 麸炒　D. 土炒　E. 炒焦
7. 炮制需炒药后加盐水的药物是（　　）
A. 黄柏　B. 益智仁　C. 泽泻　D. 车前子　E. 荔枝核
8. 发酵法要求相对湿度为（　　）
A. 40% ～ 50%　B. 50% ～ 60%
C. 70% ～ 80%　D. 60% ～ 70%
E. 30% ～ 50%
9. 治疗大肠有积滞的大便下血应选用（　　）
A. 熟大黄　B. 生大黄　C. 酒炒大黄　D. 大黄炭　E. 醋炒大黄
10. 薄荷切制水处理宜选用（　　）
A. 抢水洗　B. 淋法　C. 泡法　D. 漂法　E. 浸法

四、改错题

（对的打“√”，错的打“×”，每题 1 分，共 10 分）
1. 米炒党参看辅料的颜色，以米焦黄色为度（　　）
2. 黄连为大苦大寒药，姜炙后可缓和其苦寒之性，善治胃热呕吐，称反制法（　　）
3. 扣锅煅法的检查方法多用滴水即沸法（　　）
4. 中国历史上第一部炮制专著是《炮炙大法》（　　）
5.《内经》十三方“秫米半夏汤”中的半夏是未经过炮制的半夏（　　）
6. 将净选后的药物加入一种或数种辅料，按规定程序操作，称为复制法（　　）
7. 百部用炼蜜量为 12.5%（　　）
8. 酒川芎加 10% 的黄酒，用文火炒至棕黄色为度（　　）
9. 药物在高温缺氧条件下煅烧成炭的方法，称为暗煅法（　　）
10. 大戟片每 100kg，用米醋 20kg（　　）

五、简答题

（每题 5 分，共 15 分）

1. 简述醋炙的主要目的。
2. 中药炮制学的基本任务是什么？
3. 中药炮制分类法有哪几类？

六、问答题

（每题 10 分，共 30 分）

1. 炮制对含油脂类药物有何影响？举例说明。
2. 叙述代赭石的炮制研究。
3. 枯矾、血余炭、藤黄三药如何炮制？炮制作用有何不同？为什么？

参考答案

一、名词解释

1. 将净选或切制后的药物与灶心土（伏龙肝）拌炒的方法。

2. 将药物置于容器内，以火烤灼，使产生汁液的方法。

3. 将净制或切制过的药物，置炒制容器内，用文火或中火加热，并不断翻动或转动，使药物炒至一定程度的方法。

4. 将药物置沸水中浸煮短暂时间，取出，分离种皮的方法。

5. 一般指的是“伏火”，即药物按一定程序于火中处理，经过一定时间的烧制，达到一定要求的方法。

二、填空题

1. 曲块表面霉衣黄白色、内部有斑点具有酵香气味　不应出现黑色、霉味及酸败味
2. 生半夏　清半夏　姜半夏　法半夏
3. 贮于干燥容器内，密闭，置通风干燥处，防蛀
4. 忌火煅
5. 滴水即沸法　米变焦黄法　白纸变黄法　烟雾指示法
6. 减轻恶心呕吐的副作用　毒性降低　治疗疟疾
7. 15kg
8. 逐水消肿
9. 炒黄法　炒焦法　炒炭法　酒炙法　醋炙法　煅淬法　纸煨法

三、选择题

1.B　2.C　3.B　4.D　5.E　6.C　7.D　8.C　9.B　10.B

四、改错题

1.×　应改为：米炒党参看药物的颜色，以药物呈黄色为度。

2.√

3.√

4.×　应改为：中国历史上第一本炮制专著是《雷公炮炙论》。

5.×　应改为:《黄帝内经》十三方“秫米半夏汤”中的半夏是经过炮制的半夏。

6.√

7.√

8.√

9.√

10.×　应改为：大戟片每100kg，用米醋30kg。

五、简答题

1.答:（1）引药入肝，增强活血止痛的作用。

（2）降低毒性，缓和药性。

（3）矫臭矫味。

2.答：中药炮制学的基本任务是遵循中医药理论体系，在继承中药传统炮制技术和理论的基础上，应用现代科学技术探讨炮制原理，改进炮制工艺，制订饮片质量标准，以提高中药饮片质量，保证临床用药的安全有效，从而不断创新与发展本学科。

3.答：中药炮制的分类法主要有雷公炮炙十七法、三类分类法、五类分类法、药用部位分类法、工艺与辅料结和分类法。

六、问答题

1.答：油脂通常具有润肠通便作用，如蓖麻油能刺激肠道，使其蠕动而有泻下作用，郁李仁、火麻仁具有润肠通便作用等。

中药含油脂丰富的药物有大枫子、杏仁、蓖麻子、巴豆、柏子仁、黑芝麻、火麻仁、瓜蒌仁、千金子、乌桕等。

对于含油脂丰富的药物，可采用制霜法、稀释法加以炮制，降低药物滑肠的副作用。

2.答：煅代赭石降低了苦寒之性，增强了平肝止血作用。生代赭石主含三氧化二铁，经过煅淬后（650℃），其亚铁含量比生品增高，增强了其平肝止血作用，同时降低了砷的含量，从而降低了药物的毒性。

3.枯矾：取净白矾，敲成小块，置煅锅内，用武火加热至熔化，继续煅至膨胀松泡呈白色蜂窝状固体，完全干燥，停火，放凉后取出，研成细粉。

白矾长于解毒杀虫，清热消痰，燥湿止痒。

枯矾酸寒之性降低，涌吐作用减弱，增强了收涩敛疮、止血化腐作用。

血余炭：取头发，除去杂质，反复用稀碱水洗去油垢，清水漂净，晒干，装于锅内，上扣一个口径较小的锅，两锅结合处用盐泥或黄泥封固，上压重物，扣锅底部贴一白纸条，或放几粒大米，用武火加热，煅至白纸或大米呈深黄色为度，离火，待凉后取出，剁成小块。

血余炭性味苦、涩，性平，归肝、胃、膀胱经，具有止血、化瘀的功能。本品不生用，入药必须煅制成炭，煅后方具有止血作用。

豆腐制藤黄：取大块豆腐，中间挖一长方形槽，将药置槽中，再用豆腐盖严，置锅内加水煮，候藤黄溶化后，取出放凉，待藤黄凝固，除去豆腐即得。或将定量豆腐块中间挖槽，把净藤黄粗末放入槽中，上用豆腐覆盖，放入盘中用蒸笼加热蒸 3 ～ 4 小时，候藤黄全部熔化，取出，放凉，除去豆腐，干燥。每 100kg 净藤黄，用豆腐 300kg。

藤黄具有消肿排脓、散瘀解毒、杀虫止痒的功能。只能外用。

制后毒性降低，可供内服，并可保证药物的纯净度。

模拟试题三

习 题

一、名词解释

（每题 1.5 分，共 15 分）

1. 中药炮制
2. 反制
3. 吹咀
4. 蘖法
5. 酒制
6. 直片
7. 清炒
8. 伤水
9. 复制
10. 扣锅煅

二、填空题

（每空格 0.5 分，共 20 分）

1. 中药炮制是随着______而产生的，其历史可追溯到______。
2. 水处理药材的原则是______、______。
3. 去毛的方法有______、______、______、______、______。
4. 醋炙法适应______、______、______类药物的炮制。
5. 我国古代的中药炮制专著有______、______、______，其成书年代及作者依次为______、______、______。
6. 乌头用水浸泡至______为度，再用水煮至______为度。
7. 中药炮制的基本工序是______、______、______。
8. 苍术麸炒可增强______作用，炒焦用于______。
9. 马钱子、蕲蛇、石决明、五灵脂、乳香、补骨脂各用______、______、______、______、______、______炮制（按顺序填写）。

10. 厚朴用______法炮制，其炮制目的是______。
11. 水处理软化药材的方法有______、______、______、______、______。
12. 发酵法一般控制______和______。

三、选择题

（在四个备选答案中选择一个正确的，每题 1 分，共 10 分）

1. 李时珍在《本草纲目》中收载的炮制专目名称为（　　）
   A. 炮炙　B. 修治　C. 修事　D. 炮制　E. 制造
2. 炮炙须先炒后加蜜的药物是（　　）
   A. 百部　B. 甘草　C. 百合　D. 白前　E. 款冬花
3. 中医临床治疗大肠有积滞的大便出血，组方应选用大黄的炮制品（　　）
   A. 生用　B. 酒炒　C. 酒蒸　D. 炒炭　E. 醋炒
4. 盐水炙杜仲的火候宜选用（　　）
   A. 大火　B. 中火　C. 小火　D. 文火　E. 武火
5. 苍耳子的炮制方法宜选用（　　）
   A. 炒焦　B. 炒炭　C. 炒黄　D. 麸炒　E. 砂炒
6. 本教科书中采用的分类方法是（　　）
   A. 三类分类法　B. 五类分类法
   C. 辅料分类法　D. 工艺与辅料相结合的分类法
   E. 药用部位分类法
7. 朱砂采用的炮制方法是（　　）
   A. 煅法　B. 提净法　C. 水飞法　D. 干馏法　E. 煅淬法
8. 旋转式切药机不宜切制哪类药材（　　）
   A. 全草类　B. 团块状　C. 根茎类　D. 颗粒状　E. 块茎类
9. 雷公炮炙十七法不含的方法是（　　）
   A. 镑　B. 伏　C. 炙　D. 润　E. 炮
10. 蜜炙款冬花常用炼蜜量为（　　）
    A. 25%　B. 20%　C. 6%　D. 12.5%　E. 30%

四、改错题

（对的打“√”，错的打“×”，每题 1 分，共 10 分）

1. 中药饮片是中医临床用药的一大特色（　　）
2. 肉豆蔻不生用，经砂炒后用于临床（　　）
3. 凡炒黄的药物，其成品颜色均为黄色（　　）
4. 煅炭就是使药物炭化（　　）
5. 米炒党参炒至米呈焦黄色为度（　　）
6. 延胡索的镇痛效力与其生物碱含量有关（　　）

7. 车前子采用先拌盐水后炒药的方法炮制（　　）
8. 用干馏法可以制造新药（　　）
9. 芫花用酒制可降低毒性，可供内服（　　）
10. 五灵脂的炮制方法是先拌醋后炒药（　　）

五、简答题

（每题 5 分，共 15 分）
1. 叙述中药炮制的目的，各举一药物说明。
2. 盐水炙药增强其润下利尿作用的机理是什么？
3. 简述明矾的煅制原理。

六、问答题

（每题 10 分，共 30 分）
1. 在炮制过程中，对含生物碱、挥发油类药物应注意些什么？
2. 大黄有哪几种常用的炮制方法？其炮制前后作用有何不同？为什么？
3. 黄芩软化常用的方法是什么？并用现代科学理论解释其炮制原理。

参考答案

一、名词解释

1. 是根据中医中药理论，按照医疗、调配、制剂的不同要求以及药材自身的性质，所采取的一项制药技术。
2. 逆着药物的性味炮制的方法，如姜炙黄连，以热制寒。
3. 用口咬碎，即指古代的饮片切制。
4. 将成熟的果实及种子，在一定的温度和湿度条件下，促使萌发幼芽的方法。
5. 药物净选或切制后加酒炮制的方法。
6. 是常见的饮片类型，其厚度为 2 ～ 4mm。
7. 不加任何辅料炒的方法。
8. 在水处理软化药材时，吸水量太过。
9. 将净选后的药物加入一种或数种辅料，按规定程序反复炮制的方法。
10. 药物在高温缺氧条件下煅烧成炭的方法。

二、填空题

1. 中药的发现　原始社会
2. 少泡多润　药透水尽
3. 刮去毛　刷去毛　烫去毛　挖去毛　撞去毛

4. 疏肝理气　活血祛瘀　峻下逐水

5. 雷公炮炙论　炮炙大法　修事指南　南北朝刘宋时期、雷敩　明代、缪希雍　清代、张仲岩

6. 内无干心　内无白心，口尝微有麻舌感

7. 净选加工　饮片切制　炮炙

8. 健脾燥湿　固肠止泻

9. 砂炒法　酒炙法　明煅法　醋炙法　醋炙法　盐炙法

10. 姜炙　消除对咽喉的刺激性，增强宽中和胃的功效

11. 淋法　泡法　淘洗法　漂法　润法

12. 温度在 30 ～ 37℃　湿度在 70% ～ 80%

三、选择题

1.B　2.C　3.D　4.B　5.C　6.D　7.C　8.A　9.D　10.A

四、改错题

1. √

2.×　应改为：肉豆蔻不生用，经煨后用于临床。

3.×　应改为：炒黄的药物，其成品颜色不一定都为黄色。

4.×　应改为：煅炭不能使药物完全炭化。

5.×　应改为：米炒党参炒至药物呈黄色为度。

6.×　应改为：延胡索的镇痛效力与其生物碱含量无关。

7.×　应改为：车前子采用先炒药后拌盐水的方法炮制。

8. √

9.×　应改为：芫花用醋制可降低毒性，可供内服。

10.×　应该为：五灵脂的炮制方法是先炒药后喷醋。

五、简答题

1. 答：（1）降低或消除药物的毒性或副作用。如草乌经过水制、加热及辅料炮制后，毒性大大降低。

（2）改变或缓和药物的性能。如大黄生品苦寒泻下，而大黄熟品的性味苦寒偏于平和，缓和了药性。

（3）增强药物疗效。如延胡索，它是镇痛的有效药，经醋制后，可增强其止痛效果。

（4）改变或增强药物作用的趋向。如生莱菔子升多于降，用于涌吐风痰，而炒莱菔子降多于升，用于降气化痰，消食除胀。

（5）改变药物作用的部位或增强对某部位的作用。如黄连生用入心经，姜汁炙入胃经，吴萸制增强入肝经的作用。

（6）便于调剂和制剂。如质地坚硬的矿物类、甲壳类及动物化石类药材很难粉碎，不便制剂和调剂，在短时间内也不易煎出其药效成分，因此必须经过加热等处理，使之质地酥脆而便于粉碎，如炉甘石等。

（7）洁净药物，利于贮藏保管。如桑螵蛸（螳螂虫卵）清蒸后，可保存药效，消除副作用，并杀死虫卵，易于贮藏。

（8）矫臭矫味，利于服用。如中药中的某些动物类药材（如紫河车、乌贼骨）、树脂类药材（如乳香、没药）或其他有特殊不快气味的药物，通过炮制可矫臭矫味，利于服用。

2. 答：盐具有治疗作用，下行入肾，增强补肝肾、泻相火、利小便等作用，因为 NaCl 是维持人体组织正常渗透压必不可少的物质，入胃能促进胃液分泌及蛋白质的吸收，由胃肠吸入血而走肾脏，使肾脏之秘尿功能旺盛，宣化膀胱，利尿作用增强。

3. 答：明矾煅枯后形成难溶性铝盐，内服后可与黏膜蛋白络合，形成保护膜覆盖于溃疡面上，保护黏膜不再受腐蚀，并有利于黏膜再生，还可抑制黏膜分泌和吸附肠异物，因此，枯矾消除了引吐作用，增强了止血止泻作用。外用能和蛋白质结合而成难溶于水的沉淀，减少疮面的渗出物而起生肌保护作用。

六、问答题

1. 答：对含生物碱类药物，如果生物碱为有效成分：

（1）性质稳定　酸热处理，如元胡（用醋制）。

（2）不耐热　软化，切片，生用，如石榴皮、山豆根。

（3）水溶性　少泡多润，如槟榔、苦参。

但如果生物碱为有毒成分，则可通过炮制转化成毒性较小的成分，如川草乌。或者除去其毒性成分，使药物毒性下降。

对于含挥发油的药物，如果需要保存挥发油成分的：

（1）水处理　不宜浸润、闷润，而要抢水洗（干燥时，挥发油易随水蒸气蒸出）。

（2）热处理　最好在 50℃以下，或干燥以阴干为主。

而对于要破坏挥发油成分的药物，可通过加热处理引起量变或质变，如苍术，经过清炒、麸炒、米泔水炒后，挥发油不同程度下降，燥性降低或缓和。

2. 答：（1）炮制工艺

大黄生品：取原药材，除去杂质，大小分开，洗净，捞出，淋润至软后，切厚片或小方块，晾干或低温干燥，筛去碎屑。

酒大黄：取大黄片或块，用黄酒喷淋拌匀，稍闷润，待酒被吸尽后，置炒制容器内，用文火炒干，色泽加深，取出晾凉，筛去碎屑。每 100kg 大黄片或块，用黄酒 10kg。

熟大黄：取大黄片或块，置木甑、笼屉或其他容器内，隔水蒸至大黄内外均呈黑色为度，取出，干燥。或取大黄片或块，用黄酒拌匀，闷 1 ～ 2 小时至酒被吸尽，装入炖药罐内或适宜容器内，密闭，隔水炖 24 ～ 32 小时至大黄内外均呈黑色时，取出，干燥。每 100kg 大黄片或块，用黄酒 30kg。

大黄炭：取大黄片或块，置炒制容器内，用武火加热，炒至外表呈黑色时，取出，晾凉。

醋大黄：取大黄片或块，用米醋拌匀，稍闷润，待醋被吸尽后，置炒制容器内，用文火加热，炒干，取出，晾凉，筛去碎屑。每 100kg 大黄片或块，用米醋 15kg。

青宁片：取大黄片或块，置煮制容器内，加水超过药面，用武火加热，煮烂时，加入黄酒（100 ∶ 30）搅拌，再煮成泥状，取出晒干，粉碎，过 100 目筛，取细粉，再与黄酒、熟蜜混合成团块状，置笼屉内蒸至透，取出揉匀，搓成直径约 14mm 的圆条，于 50–55℃低温干燥，烘至七成干时，装入容器内，闷约 10 天至内外温度一致，手摸有挺劲，取出，切厚片，晒干。筛去碎屑。每 100kg 大黄片或块，用黄酒 75kg，熟蜜 40kg。

（2）炮制作用

生大黄苦寒沉降。

酒炙大黄其苦寒泻下作用稍缓，并借酒升提之性，引药上行，善清上焦血分热毒。

熟大黄经酒蒸后，具有泻下作用的结合型蒽醌含量下降，没有泻下作用的游离型蒽醌含量增加，使其泻下作用缓和，减轻腹痛之副作用，并增强活血祛瘀之功。

大黄炭结合型蒽醌含量显著减少，使泻下作用极微，而具有止血作用的成分含量有所上升，使其具有凉血化瘀止血作用。

醋大黄泻下作用稍微，以消积化瘀为主。

清宁片泻下作用缓和，具缓泻而不伤气、逐瘀而不败正之功。

3. 答：取原药材，除去杂质，洗净。大小分档，置蒸制容器内隔水加热，蒸至“圆气”后半小时，候质地软化，取出，趁热切薄片，干燥。或将净黄芩置沸水中煮 10 分钟，取出，闷 8 ～ 12 小时，至内外湿度一致时，切薄片，干燥。

黄芩在软化过程中，如用冷水处理，易变绿色。这是由于黄芩中所含的酶在一定温度和湿度下，可酶解黄芩中的黄芩苷和汉黄芩苷，产生葡萄糖醛酸和两种苷元，即黄芩素和汉黄芩素。其中黄芩苷元是一种邻位三羟基黄酮，本身不稳定，容易被氧化成醌类物质而变绿，使疗效降低。黄芩苷的水解与酶的活性有关，以冷水浸，酶的活性最大。而蒸或煮可破坏酶使其活性消失，有利于黄芩苷的保存。实验表明，黄芩经过蒸制或沸水煮既可杀酶保苷，又可使药物软化，便于切片，同时可保证饮片质量和原有的色泽。